尿路結石症の外科的治療

井上貴昭
原泌尿器科病院　副院長，神戸大学泌尿器科　客員教授

岡田真介
行徳総合病院泌尿器科　部長／尿路結石・前立腺肥大症治療センター長

濵本周造
名古屋市立大学大学院医学研究科腎・泌尿器科学分野　准教授

医学書院

尿路結石症の外科的治療

発　　行	2024年10月15日　第1版第1刷 Ⓒ
著　者	井上貴昭・岡田真介・濱本周造
発行者	株式会社　医学書院
	代表取締役　金原　俊
	〒113-8719　東京都文京区本郷 1-28-23
	電話　03-3817-5600（社内案内）
印刷・製本	アイワード

本書の複製権・翻訳権・上映権・譲渡権・貸与権・公衆送信権（送信可能化権を含む）は株式会社医学書院が保有します．

ISBN978-4-260-05440-9

本書を無断で複製する行為（複写，スキャン，デジタルデータ化など）は，「私的使用のための複製」など著作権法上の限られた例外を除き禁じられています．大学，病院，診療所，企業などにおいて，業務上使用する目的（診療，研究活動を含む）で上記の行為を行うことは，その使用範囲が内部的であっても，私的使用には該当せず，違法です．また私的使用に該当する場合であっても，代行業者等の第三者に依頼して上記の行為を行うことは違法となります．

JCOPY 〈出版者著作権管理機構　委託出版物〉
本書の無断複製は著作権法上での例外を除き禁じられています．複製される場合は，そのつど事前に，出版者著作権管理機構（電話 03-5244-5088，FAX 03-5244-5089，info@jcopy.or.jp）の許諾を得てください．

序

　本書を手に取っていただき，ありがとうございます．

　上部尿路結石症に対する外科的治療は，周辺機器の発展に伴い，体外衝撃波結石破砕術から高い結石除去率を得ることができる内視鏡手術へと急速に移行しました．その中心となる尿管鏡手術は泌尿器科医にとって基本的な手技ですが，新しい技術や機器に対応した指導・教育システムは残念ながら確立しておらず，レーザー熱による尿路狭窄をはじめとする新たな合併症が増加しています．私たちの師である，はちのへ江陽クリニックの三浦浩康先生から伝授された方法は，器用不器用にかかわらず誰でも安全にできるものです．本書は，確実で安全な治療に必要な基本的な知識や手術手技を体系的に学べるように構成されています．私たちは，これから始める先生から多くの症例経験をもつ先生まで，最初に必要な知識の習得から日常臨床で遭遇する困難への対応にお役に立てるよう，できるだけ実践的な内容を盛り込むことを心がけました．

　第Ⅰ部では，上部尿路結石症の外科的治療の概要について詳述し，治療に必要な基礎知識を解説しています．体外衝撃波結石破砕術の原理，経尿道的，経皮的砕石術に必要な医療機器，治療選択に必要な診断方法を確認します．第Ⅱ部は，それぞれの治療法について，準備から実際の手術手技を解説します．手術に従事するすべてのスタッフで知識を共有し，統一した方法で行うことを目指します．そして第Ⅲ部では，私たちが経験した症例の術前計画から実際の経緯までを提示しました．治療に難渋する尿管嵌頓結石や感染結石に対する治療の組み立てや，尿路変向術，移植腎，小児患者など，まれな症例の経験とその反省点を共有することで，いざというときに恐れずに治療に立ち向かっていただく一助となると信じています．

　私たちは2014年にSMART study groupを立ち上げ，議論を重ね，海外のエキスパートとの交流などさまざまな機会を得ることができました．本書の執筆の目的は，施設間の垣根を越えて治療の考え方や手術手技の統一を図り，次世代の教育に繋げることです．本書を通じて，私たちが学んだことが継承され，新しい議論が生まれることで，新しい技術に対応した治療へ発展することを願っています．そして結石治療を牽引する次世代のエキスパートの台頭を期待します．

　最後に，本書の構成・編集にあたりご尽力いただきました，医学書院の飯村祐二氏をはじめ関係者の皆様に深く感謝申し上げます．

2024年9月

岡田真介・井上貴昭・濱本周造

目次

第I部 上部尿路結石外科的治療の基礎知識　1

第1章 上部尿路結石治療における用語　2
1. 体外衝撃波結石破砕術(SWL) ……… 2
2. 経尿道的尿路結石除去術(URS) ……… 2
3. 経皮的尿路結石除去術(PCNL) ……… 2

第2章 上部尿路結石外科的治療の現状と動向　4
1. 各治療方法の歴史 ……… 4
2. 本邦における上部尿路結石外科的治療の現状 ……… 6

第3章 上部尿路結石外科的治療に必要な医療機器　9
1. 上部尿路結石外科的治療に必要なデバイス ……… 9
2. 上部尿路結石外科的治療に必要な結石破砕装置 ……… 13
3. 上部尿路結石外科的治療に必要な超音波装置 ……… 18
4. 上部尿路結石外科的治療に必要な尿路内視鏡 ……… 21

第4章 画像診断と治療戦略　26
1. 画像診断 ……… 26
2. ガイドラインに基づく治療戦略 ……… 28

第5章 術前の感染マネジメント　32
1. 上部尿路内視鏡手術における敗血症性ショックのリスク因子 ……… 32
2. 結石性腎盂腎炎に対するドレナージ ……… 35
3. 術前の抗菌薬使用方法 ……… 35

第II部 上部尿路結石外科的治療の実際　39

第6章 体外衝撃波結石破砕術(SWL)　40
1. SWLの砕石メカニズム ……… 40
2. SWLの治療適応 ……… 43
3. SWLの実際 ……… 46
4. SWLの主な合併症 ……… 51

第7章 経尿道的尿路結石除去術（URS） … 54

1. 術前準備と患者体位 … 54
2. 治療手技 … 56
3. 周術期合併症 … 69

第8章 経皮的腎砕石術（PCNL/ECIRS） … 74

1. 術前準備と患者体位 … 74
2. 手術器具の準備 … 79
3. 術前計画 … 80
4. 治療手技 … 81
5. 周術期合併症とトラブルシューティング … 89

第9章 腎・尿管切石術 … 93

1. 尿管切石術 … 93
2. 腎切石術 … 94
3. 腎盂切石術 … 94
4. 単純腎摘出術，腎部分切除術 … 95

第Ⅲ部 Case Discussion … 97

- Case 1　尿管嵌頓結石① … 98
- Case 2　尿管嵌頓結石② … 103
- Case 3　尿管屈曲 … 107
- Case 4　尿管狭窄症 … 111
- Case 5　馬蹄腎に発生した腎結石 … 116
- Case 6　移植腎に発生した尿管結石 … 121
- Case 7　海綿腎における腎・尿管結石 … 125
- Case 8　回腸導管患者の上部尿路結石 … 129
- Case 9　小児腎結石，膀胱結石 … 132
- Case 10　腎杯憩室内結石 … 137
- Case 11　20 mmを超える下腎杯結石 … 141
- Case 12　感染を伴う腎結石 … 144
- Case 13　高度肥満症例 … 147
- Case 14, 15　サンゴ状結石 … 151

索引 … 159

略語一覧

ante-URS	antegrade URS	順行性尿管砕石術
ECIRS	endoscopic combined intrarenal surgery	経皮的経尿道的同時砕石術
ESWL	extracorporeal shock wave lithotripsy	体外衝撃波結石破砕術
fURS	flexible ureteroscopy	軟性尿管鏡を用いた URS
IL	infundibular length	腎杯漏斗長
IPA	infundibulopelvic angle	腎盂腎杯漏斗角
IVP	intravenous pyelography	静脈性腎盂造影
IVU	intravenous urography	静脈性腎盂尿管造影
IW	infundibular width	腎杯漏斗径
KUB	kidney, ureter and bladder	腎臓，尿管，膀胱
MSD	mean stone density	平均結石密度
PCNL/PNL	percutaneous nephrolithotomy	経皮的尿路結石除去術
RIRS	retrograde intrarenal surgery	軟性尿管鏡を用いて腎盂腎杯内操作を行う手技
rURS	rigid ureteroscopy	硬性尿管鏡を用いた URS
SFR	stone free rate	結石除去率
SSD	skin to stone distance	皮膚から結石までの距離
SWL	shock wave lithotripsy	体外衝撃波腎尿管結石破砕術
TAP	TUL assisted PNL	TUL 補助下 PNL
TUR	transurethral resection	経尿道切除術
UAS	ureteral access sheath	尿管アクセスシース
UPJ	ureteropelvic junction	腎盂尿管移行部
UPJO	ureteropelvic junction obstruction	腎盂尿管移行部通過障害
URS	ureteroscopy	経尿道的腎尿管砕石術
UWT	ureteral wall thickness	尿管壁肥厚

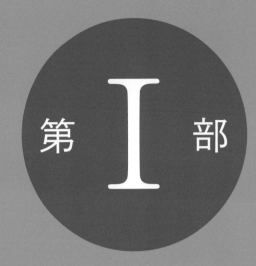

第 I 部

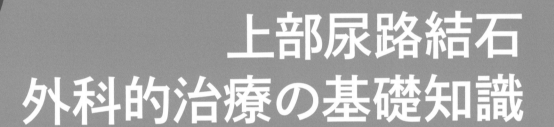

上部尿路結石
外科的治療の基礎知識

第1章 上部尿路結石治療における用語

上部尿路結石に対する内視鏡手術における用語は，国，地域，そして論文により異なり，その理解が必要である．

1 体外衝撃波結石破砕術（SWL）

本邦では「ESWL（extracorporeal shock wave lithotripsy）」が一般的に用いられているが，この呼称はESWL用体外衝撃波結石破砕装置（Lithotripter）の第1号機（第1世代Lithotripter）を世に送り出した当時の西ドイツのDornier社が登録した名称であることから，海外では通常「SWL（shock wave lithotripsy）」が用いられる．

本書ではSWLの用語を用いる．

2 経尿道的尿路結石除去術（URS）

本邦では「TUL（transurethral lithotripsy）」が一般的に用いられているが，これは本邦でのみ使用されている用語である．軟性尿管鏡を用いて施行する際には「flexible TUL（fTUL）」が使用され，fTULと区別する目的で，硬性尿管鏡を用いたTULは「rigid TUL（rTUL）」が使用されることがある．

海外では「URS（ureteroscopy）」が一般的で，軟性尿管鏡を用いる際にはfURSが使用される．腎結石や腎盂腫瘍に対して，軟性尿管鏡を用いて腎盂腎杯内操作を行う手技に対しては，「RIRS（retrograde intrarenal surgery）」が使用されている．

また経皮的に軟性尿管鏡を用いてアプローチする手技は，「antegrade URS（ante-URS）」と呼ばれている．

本書では経尿道的に尿管鏡を使用して行う砕石術に対しURSの用語を用いる．半硬性尿管鏡を使用する場合にはrURS，軟性尿管鏡を使用する場合には，fURSの用語を用いる．

3 経皮的尿路結石除去術（PCNL）

本邦では腎盂鏡を使用して経皮的に行う腎砕石術に対し「PNL（percutaneous nephrolithotripsy）」の用語が用いられている．海外では"nephrolithotripsy"ではなく"nephrolithotomy"を用いた「PCNL（percutaneous nephrolithotomy）」の用語が使われている．

近年TULとPNLを同時または連続的に行う手技が普及し，本邦では「TAP(TUL assisted PNL)」の用語が用いられている[1]．一方，海外では「ECIRS(endoscopic combined intrarenal surgery)」が用いられているが，これは腎結石手術に対する用語である．

　本書では，経皮的に腎盂鏡を使用して施行する砕石術に対してPCNLの用語を用い，URSとPCNLを同時または連続的に行う手技に対してECIRSの用語を用いる．なお，解説の簡略化を図るため，本書では腎結石に限らず尿管結石に対してもECIRSの用語を用いる．

[文献]

1) 石戸則孝, 岸本　涼, 真弓友介, 他：珊瑚状結石の治療　珊瑚状結石に対する経皮・経尿道的同時治療(TUL-assisted PNL)．西日泌 71：348–355, 2009

第2章 上部尿路結石外科的治療の現状と動向

1 各治療方法の歴史(表2-1)

SWL, URS, PCNLの歴史を表2-1に示す.

表2-1 各治療法の歴史

年	SWL	URS	PCNL
1912		遠位部尿管に9.5 Fr膀胱鏡を挿入(Young)	
1941			腎瘻から膀胱鏡を挿入し結石除去(Rupel & Brown)
1950		EHL(electrohydraulic lithotrite)の開発	
1955			最初の経皮的腎瘻造設術(Goodwin)
1957		ファイバースコープの開発(Hirschwitz)	
1960		ロッドレンズの開発(Hopkins)	
1969	旧西ドイツの航空機メーカー(Dornier社)とミュンヘン大学との間で共同研究が開始		
1970		軟性腎盂尿管鏡の開発(高安・阿曽)	
1976		超音波砕石器の開発(Goodfriend)	
1976			経皮的腎瘻を作成しての腎砕石(Fernström)
1978		小児用内視鏡で婦人の遠位部尿管観察	
1979	人体用腎結石破砕装置(HM-1)	13 Fr硬性尿管鏡の開発(Lyon)	
1980	腎結石患者の治療に成功(Chaussy)	14.5 Fr硬性尿管腎盂鏡の開発(Pérez-Castro)	
1982		URSの報告(Huffmann)	本邦への導入
1983	HM-3が商品化(第1世代:水中放電式)	電子スコープの開発(Welch & Allyn)	
1984	本邦に第1号機が導入		
1987	第2世代(電磁誘導方式)		
1988	本邦で健康保険が適用		
1989		8.5 Fr硬性尿管腎盂鏡の開発(Huffmann) 7.2 Fr半硬性尿管鏡の開発(Dretler)	
1990		Ho:YAGレーザーの開発(van Leeuwen)	
1991		LithoClast®の開発(Wisard)	
1998			Mini-percの開発(Jackmann)
2008		ECIRSの報告(Scoffone)	
2011			Micro-percの開発(Desai)
2013			Ultramini-perc(Desai)

❶ SWL

　SWL 以前の治療は，開放手術が主流であった．そのため SWL は，尿路結石に対する低侵襲治療の扉を開いたといっても過言ではない．その歴史は，潜水艦攻撃のための軍事兵器(音響兵器)として考案されるも，実現化されなかったことに始まる．その後，旧西ドイツの航空機メーカーである Dornier 社とミュンヘン大学との共同研究が開始され，1972 年に試験管内での結石砕石に初めて成功した．1974 年の動物実験を経て，1979 年に世界初の人体用腎結石砕石装置(Human Model 1 号機：HM-1)が完成し[1]，続いて 1983 年に改良が加えられた HM-3(Human Model 3 号機)が実用化された(図 2-1)[2]．1984 年に本邦に初めて SWL 装置が導入され，1988 年に健康保険が適用されるまでは，自費で治療が行われていた．

　第一世代の HM-3 は，水中放電方式にて衝撃波を発生させ，強い砕石力を誇る治療機器である一方，患者が水槽に入る必要があること，麻酔が必要であることなどの課題があった．そこで，圧電セラミックスによる変位を利用した圧電方式，電磁コイルを使用した電磁誘導方式が開発され，現在では治療ヘッドを患者の体に密着させながら治療が行われるようになった[3]．

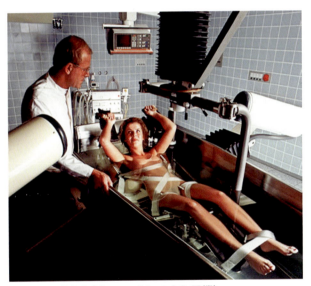

図 2-1 HM-3(Human Model 3 号機)
(©Dornier MedTech 社)

❷ URS

　URS は，内視鏡機器，砕石装置，治療デバイスの開発とともに進歩してきた．尿路内視鏡の歴史は古く，1804 年に Bozzini が開発した Lichtleiter と呼ばれる内視鏡が初めとされ[4]，1826 年に Segalas らが初めて尿路内視鏡を用いて 3 歳女児の膀胱結石の治療を報告した[5]．上部尿路においては，1912 年に Young らが，後部尿道弁による小児の水尿管内に対して硬性膀胱鏡を挿入したことを報告している[6]が，これはまったくの偶然とされている．その後，1964 年に Marshall ら[7]，1971 年に高安・阿曽らよって軟性腎盂尿管鏡を用いて尿管結石の治療[8]を，また同年 1980 年に Pérez-Castro らが硬性尿管鏡で尿管結石の

治療を行った[9]のが，現在のURSの原型と考えられている．その結果，開放手術から尿路内視鏡を用いた治療へ移行したが，治療の複雑さから満足すべき成績が得られなかった．その後1983年にHM-3が登場し，尿路結石治療はSWL最盛期に突入した．現在では尿路内視鏡技術の発展により治療成績が向上し，再び尿路内視鏡による治療へ変遷している．

❸ PCNL

人体に生来存在する管腔から挿入され診断や手術に用いられていた内視鏡機器は，次第に挿入経路を造設して用いられるようになった．PCNLは，1941年にRupelらが腎瘻から尿路内視鏡を挿入し結石摘出したことが始まりである[10]．その後1955年にGoodwinらが経皮的腎穿刺について報告した[11]のち，1976年にFernströmらが腎瘻を造設し腎砕石を行い[12]，本邦においては1982年に開始された．従来のPCNLは24〜30 Frまで腎瘻を拡張して22〜24 Frの腎盂鏡を用いて施行されるが，現在では細径化されたシースも用いられている（➡12頁参照）．また2008年にScoffoneらがECIRSを報告した[13]．

2 本邦における上部尿路結石外科的治療の現状

上部尿路結石に対する外科的治療は，1980年代後半から大きく変わってきた（図2-2）．SWLが導入される1984年以前は開放手術が主流であったが，SWLが保険診療に認可されて以降その治療件数は大幅に増加し，2005年には約90%でSWLが施行されていた[14]．これは，SWLが最も侵襲の少ない術式であったこと，また多くの施設でSWL治療機器が導入されたこと（2013年時点で948台/全世界で約5,500台）が要因である．しかし，2015年には約40%に上部尿路内視鏡治療が行われるようになり，外科的治療のパラダイムシフトがみられた．

また厚生労働省のデータベースでは，2011年以降URSは右肩上がりに増加しており，

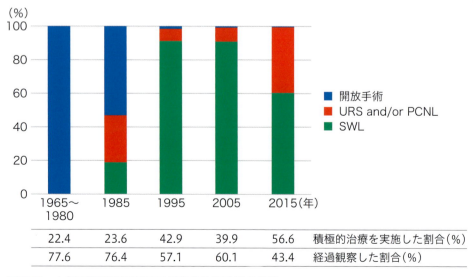

図2-2　上部尿路結石に対する外科的治療方法の変化

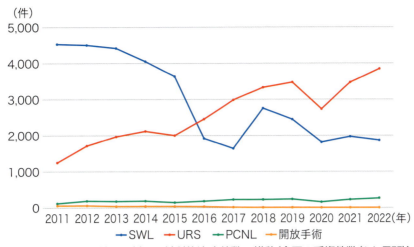

図 2-3 上部尿路結石に対する外科的治療件数の推移〔全国の手術件数（1 か月間）〕
（厚生労働省，社会医療診療行為別統計）

2016 年に SWL の治療件数と逆転した（図 2-3）．しかし，2016 年以降の SWL 件数は横ばいであり，一定件数の適応患者がいることを示している．これは，SWL は低侵襲であること，また術後 QOL が URS に比べて高いことなどによる[15]．

一方，PCNL は細径トラクトや ECIRS の導入により，実施する施設が増えている．ECIRS は，2020 年より臨床の実態に合わせて URS の保険点数の 50％加算が認められた．これにより今後 ECIRS の適応は拡大すると考えられる．

［文献］

1) Chaussy C, Brendel W, Schmiedt E：Extracorporeally induced destruction of kidney stones by shock waves. Lancet 2：1265-1268, 1980
2) Chaussy C, Schmiedt E, Jocham D, et al.：First clinical experience with extracorporeally induced destruction of kidney stones by shock waves. J Urol 127：417-420, 1982
3) Chaussy C, Tailly G, Forssmann B, et al.：Extracorporeal Shock Wave Lithotripsy in a Nutshell (4th edition). Dornier MedTech Europe GmbH, p14, 2014
4) Rathert P, Lutzeyer W, Goddwin WE：Philipp Bozzini (1773-1809) and the Lichtleiter. Urology 3：113-118, 1974
5) 三木　誠，相沢　卓：泌尿器科内視鏡の歴史．Jpn J Endourol ESWL 22：127-139, 2009
6) Young HH, Frontz WA, Baldwin JC：Congenital obstruction of the posterior urethra. J Urol, 3: 289-365, 1919. J Urol 167：265-267, 2002
7) MARSHALL VF：FIBER OPTICS IN UROLOGY. J Urol 91：110-114, 1964
8) Takayasu H, Aso Y, Takagi T, et al.：Clinical application of fiber-optic pyeloureteroscope. Urol Int 26：97-104, 1971
9) Pérez-Castro Ellendt E, Martínez-Piñeiro JA：Ureteral and renal endoscopy. A new-approach. Eur Urol 8：117-120, 1982
10) Rupel E, Brown R：Nephroscopy with removal of stone following nephrostomy for obstructive calculous anuria. Urol Clin North Am 9: 1, 1941
11) Goodwin WE, Casey WC, Woolf W：Percutaneous trocar (needle) nephrostomy in hydronephrosis. J Am Med Assoc 157：891-894, 1955
12) Fernström I, Johansson B：Percutaneous pyelolithotomy. A new extraction technique. Scand J Urol Nephrol 10：257-259, 1976
13) Scoffone CM, Cracco CM, Cossu M, et al.：Endoscopic combined intrarenal surgery in Galdakao-modified su-

pine Valdivia position: a new standard for percutaneous nephrolithotomy? Eur Urol 54：1393-1403, 2008
14) Sakamoto S, Miyazawa K, Yasui T, et al.：Chronological changes in the epidemiological characteristics of upper urinary tract urolithiasis in Japan. Int J Urol 25：373-378, 2018
15) Hamamoto S, Unno R, Taguchi K, et al.：Determinants of health-related quality of life for patients after urinary lithotripsy: ureteroscopic vs. shock wave lithotripsy. Urolithiasis 46：203-210, 2018

第3章 上部尿路結石外科的治療に必要な医療機器

1 上部尿路結石外科的治療に必要なデバイス

❶ 尿管アクセスシース(ureteral access sheath：UAS)

1974年に高安・阿曽らにより尿管鏡の挿入性の向上を目的に開発されたデバイスである．fURS や ECIRS 時に使用が推奨される．本邦では 9.5/11.5 Fr から 14/16 Fr(内腔/外腔径)，有効長 24〜55 cm までのサイズの使用が可能である(表3-1)．

外筒が薄く，他の同径シースと比べ内腔が広い UAS(BI-FLEX EVO™，UroPass®)や，挿入時に，シース外にセーフティガイドワイヤー(GW)が留置できる UAS(ReTrace®，Flexor® Parallel™)がある．

UAS 使用の利点は，①腎への再現性あるアクセス，②砕石片の抽石効率の向上，③腎盂内圧の減圧(➡ 34 頁参照)，④灌流と視野の確保，⑤軟性尿管鏡の保護が挙げられる．一方欠点は，①挿入時における尿管損傷，②UAS 留置による尿管虚血，③術後晩期の尿管狭窄の発生，④医療費の増大，⑤挿入時の放射線被ばくが挙げられる．

表3-1 本邦で使用可能な主な尿管アクセスシース

メーカー名	商品名	シース長(cm)	内径/外径(Fr)
Olympus	UroPass®	24，38，46	10/12，11/13，12/14，13/15
Cook Medical	Flexor®/Flexor® Parallel™	20，28，35，45，55	9.5/11.5，10.7/12.7，12/14，14/16
Coloplast	ReTrace®	28，35，45	10/12，12/14
BD	Proxis™	25，35，45	10/12，11/13，12/14
Boston Scientific	Navigator™ HD	28，36，46	11/13，12/14，13/15
Rocamed	BI-FLEX EVO™	28，35，45	10/12，12/14
Takai	Jflexisheath™	28，35，45，55	11/13，12/14
Urotech	THS 尿管アクセスシース	35，45	10/12，12/14，14/16
Well Lead Medical	ClearPetra®	18，26，36，40，46，55	10/12，11/13，12/14，13/15，14/16

❷ バスケット鉗子

バスケット鉗子は砕石片の抽石に用いられる．tear drop型，ヘリカル型など，さまざまな形が存在するが(図3-1，表3-2)，先端がチップレスのバスケット鉗子は尿路粘膜損傷の軽減に寄与し，その使用が推奨される．またナイチノール素材の細径バスケット鉗子は，軟性尿管鏡の屈曲の妨げや灌流の影響を軽減する．バスケットの開閉において，ハンドル部を押し出すことで開くもの(↑)と，引くことで開くもの(↓)が存在する．近年では，end-engaging型の，三つ爪構造とバスケットを組み合わせたバスケットもある．

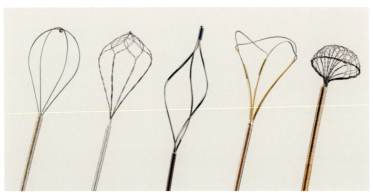

図3-1 バスケット鉗子

表3-2 本邦で使用可能な主な4ワイヤーバスケット鉗子

メーカー名	商品名	シース径(Fr)	バスケット径(mm)	バスケット長(mm)	開くためのハンドル操作
Olympus	Ultra-Catch® NT	1.8, 2.2, 3.0	11, 14, 17	表記なし	↑
	Flex-Catch® NT	1.9	11	表記なし	↑
Cook Medical	NCircle®	1.8, 2.2, 3.0, 4.5	10, 10, 10, 20	15, 27	↓
Coloplast	Dormia® No-Tip	1.5, 2.2	9, 11	表記なし	↑
Boston Scientific	OptiFlex™	1.3	11	表記なし	↑
	ZeroTip™	1.9, 2.4, 3.0	12, 12, 16	表記なし	↓
Rocamed	KOBOT™	1.9	12	17.5	↑
BD	SkyLite™	1.9, 2.4	12	表記なし	↑
Urotech	THSストーンバスケット	1.8	11	15	↓

❸ ポートシール

ワーキングチャネルに挿入されたレーザーファイバーやバスケット鉗子を固定し，尿管鏡のワーキングチャネルの損傷を予防する(図3-2)．また，デバイス挿入部からの水漏れを防ぐことで灌流圧を維持し，内視鏡の良好な視野の確保に寄与する．

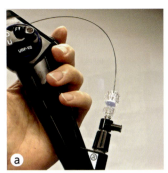
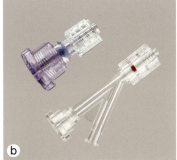
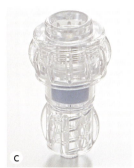
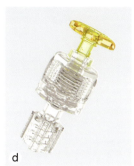
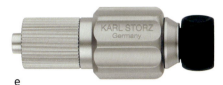

図 3-2　ポートシール
a：ポートシールの使用例．
b：トーイボーストアダプタ（通常のものとサイドアーム付きのもの）（©Cook Medical 社）．
c：BPS バイオプシーポートシール A（©Olympus 社）．
d：デュアルシール（© ニプロ社）．
e：ファイバーフィクサーションセット（Karl Storz 社 ©KARL STORZ SE & Co. KG, Germany）．

❹ 灌流装置

　尿路内視鏡手術において，適切な灌流は良好な視野の展開と確保に加え，尿路内の温度上昇による組織障害の予防に重要である．灌流を使用せず 1.0 J×20 Hz での設定でレーザーを使用した場合，5 秒後には 60℃，30 秒で 90℃ に達すると報告されている[1]．

　しかし過度な灌流は腎盂内圧の上昇をきたし，術後の敗血症をきたすリスクがあり，特にフラッシュ機構付きの灌流装置の使用時には注意が必要である．

　持続灌流装置は送水圧を管理するシステムであり（図 3-3），重力での自然滴下に比べ適切な灌流量が維持されることが利点であるが[2]，腎盂内圧に基づいて管理されるものではないことに留意する．またワーキングチャネル内に挿入するデバイス径が太くなると灌流量は低下する．

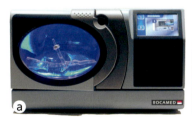
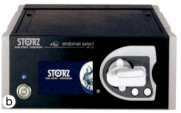

図 3-3　持続灌流装置
a：Endoflow® II（©Rocamed 社）．
b：ENDOMAT® SELECT（Karl Storz 社 ©KARL STORZ SE & Co. KG, Germany）．

❺ 腎瘻拡張用デバイス

PCNLもしくはECIRSでは，腎杯への穿刺，GWの挿入に引き続き，穿刺部を拡張しトラクトシースを挿入する．拡張デバイスにはアンプラッツダイレーター，プラスチックダイレーター，バルーンダイレーター，テレスコープ金属ダイレーター，そして金属トラクトシースに付属するシングルステップ金属ダイレーターがある（図3-4）．

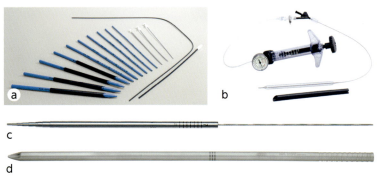

図3-4 腎瘻拡張用デバイス
a：アンプラッツダイレーター（©Cook Medical社）．
b：バルーンダイレーター（©Cook Medical社）．
c：テレスコープ金属ダイレーター（©Olympus社）．
d：シングルステップ金属ダイレーター（Karl Storz社 ©KARL STORZ SE & Co. KG, Germany）．

❻ 腎瘻トラクトシース

従来のPCNLでは24 Fr以上の腎瘻トラクトシースが使用されてきたが，近年，出血の合併症の軽減を目的として，22 Fr以下の細径トラクトシースを用いたPCNLが登場した．その種類にはmicro-PCNL（<5 Fr），Ultra mini-PCNL（11〜13 Fr），mini-PCNL（15〜22 Fr）などがあるが，その用語の定義は論文により異なる．結石除去率（stone free rate：SFR）に関する現在までの報告に基づき，それぞれの適応を表3-3に示す．

表3-3 結石除去率（SFR）に基づいた，結石サイズとPCNLにおけるトラクト径の選択

結石サイズ（mm）	術式	トラクト径（Fr）
<15	micro-PCNL	<5〜7
15〜20	Ultra mini-PCNL	11〜13
20〜30	mini-PCNL	15〜22
>30，サンゴ状結石	mini-PCNL standard PCNL	15〜22 >24

トラクトシースには金属シースのほか，アンプラッツやバルーンダイレーターに付属するシースを使用する．ClearPetra®（Well Lead Medical 社）は持続吸引しながらの砕石を可能とするデバイスで，腎盂の減圧と，砕石および抽石効率の向上が期待される（図 3-5）．

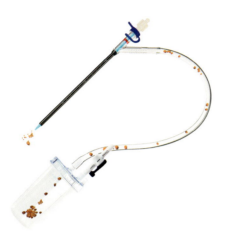

図 3-5 ClearPetra®（ⓒWell Lead Medical 社）

2 上部尿路結石外科的治療に必要な結石破砕装置

上部尿路結石治療で使用可能な結石破砕装置には以下がある．
① レーザー結石破砕装置
② 超音波結石破砕装置
③ 空圧式結石破砕装置
④ 空圧式・超音波複合結石破砕装置

硬性鏡使用時には，いずれの結石破砕装置も使用可能であるが，細径硬性尿管鏡，細径硬性腎盂鏡使用時には，細径プローブを有する結石破砕装置に限定され，細径プローブ使用によりその効果も減少する．軟性鏡使用時には，尿管鏡の屈曲操作を妨げないレーザー装置が使用され，現時点では汎用性の高い Ho：YAG レーザーが主に使用されている．電気水圧結石破砕装置（electrohydraulic lithotripsy：EHL）は尿路において穿孔の危険が高いことから，その使用については推奨されていない．

❶ レーザー結石破砕装置
1）ホルミウムヤグレーザー（Ho：YAG レーザー）

軟性尿管鏡の普及に伴い，最も使用されている破砕装置であり，いかなる成分の結石に対しても砕石が可能である．Ho：YAG レーザーは発生した衝撃波により結石を破砕する（MOSES™ technology）．水に吸収されやすく，組織深達度が短いのが特徴である．Ho：YAG レーザー装置内部のキャビティ（光共振器）は，フラッシュランプから発せられるエネルギーにより熱を有するため，冷却装置を必要とする．30 W 前後のレーザー装置は，単一のキャビティを有し，その環境下では最大 30 W の出力，30 Hz 設定が上限である．この

欠点を克服すべく，キャビティを複数有することで，より高いエネルギー，高い周波数が表現できる高出力レーザー装置が登場した．高出力と低出力レーザー装置の主な違いは，周波数設定[Hz]の範囲である[3]．Lumenis® Pulse™ 120H with MOSES™ では 200 V/50 A 以上の電源装置をもつ手術室が必要である(表3-4)．

表3-4 レーザー結石破砕装置

メーカー名	製品名	レーザータイプ	最大出力(W)	パルス出力(J)	最大パルス(Hz)	Dusting effect	Double pulse effect[*1]
Lumenis	Pulse™ 30H/50H	Ho	30/50	5.0/3.5	25	+	−
	Pulse™ 100H	Ho	100	＊	＊	+	−
	Pulse™ 120H	Ho	120	0.2〜	80	+	−
	VersaPulse™ Power Suite™	Ho	100	0.2〜3.5	50	+	+
	VersaPulse™ Select™	Ho/Nd	80/100	0.2〜3.5	40	＊	−
Quanta System	Litho	Ho	30	〜4.0	25	+	−
	Cyber Ho	Ho	60/100	〜3.8	60/80	+	+
Richard Wolf	MegaPulse	Ho	30/70	〜4.0/〜5.0	25/60	+	−
EMS	Swiss LaserClast®	Ho	20	〜3.5	20	+	−
LISA	Sphinx	Ho	45/60/80/100	0.5〜4.5	30	+	−
DiREX	Themis	Ho	30	〜3.0	＊	+	−
Trimedyne	OmniPulse MAX™	Ho	30	〜7.0	60	＊	−
StarMedTec	30W Auriga®	Ho	30/50	〜4.0/〜4.2	20/25	＊/+	−
Convergent	Odyssey 30™	Ho	30	＊	＊	+	−
Olympus	HLS30W	Ho	30	＊	＊	＊	−

[*1]：MOSES™ technology 除く．
＊：no information.
Nd：ネオジウム，Ho：ホルミウム．

a) レーザーファイバー

レーザーファイバーは3層構造で形成されている(図3-6)．ファイバー径はコア(石英)の太さで表示されているのが一般的だが，カタログで表記されている径とコア径が異なる製品があり注意が必要である(表3-5)．

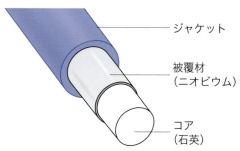

図3-6 レーザーファイバーの構造

尿管鏡使用時には 200～365 μm，腎盂鏡使用時には 200～550 μm が用いられ，同じレーザー設定であればファイバー径が細いほど砕石効率が高いことが報告されている[3]．また軟性腎盂尿管鏡の屈曲操作における 365 μm のファイバーの使用は，操作の妨げに加え軟性鏡の破損が危惧されることから，200～272 μm のファイバーを使用する．

表 3-5 レーザーファイバーの太さ

メーカー名	商品名	ファイバー	カタログ径(μm)	コア径(μm)	外径(μm)
Lumenis	Slimline™ D/F/L	シングルユース	200	230	390
	Slimline™ EZ SIS	シングルユース	200	272	420
			365	365	550
	Slimline™ SIS	リユーザブル	200	272	420
			365	365	550
	MOSES™ D/F/L	シングルユース	200	230	390
	Slimline™ EZ SIS	シングルユース	365	365	550
Bard	Endobeam™	シングルユース	200	200	375
			272	272	400
			365	365	550

b) レーザー特性

レーザー設定は，① パルス出力(J：ジュール)，② パルス周波数(Hz：ヘルツ)，③ パルス幅(300～1,500 μsec：マイクロセカンド)の3つを組み合わせて行う．近年では MOSES™ technology が使用できるようになった[4]．

パルス出力

パルス出力(J)が高いほど大きい衝撃波が出るため，結石は大きく割れやすいが，結石は後方へ移動しやすくなる(stone retropulsion：結石後方移動)．結石後方移動は砕石効率を低下させる要因となる．また，パルス出力が高いほどレーザーファイバーの破損や尿管鏡先端の損傷のリスクが増加するため，後述する"safety distance"に注意する(➡ 67 頁参照)．

パルス周波数

パルス周波数(Hz)とは，1秒間のレーザー照射回数である．レーザー機種によって 80 Hz までの設定が可能である．周波数が高い(20～80 Hz)場合は結石が内視鏡先端で頻繁に動き(stone dancing)，視野が悪くなる．そのため，結石を腎杯内などの制限された空間に移動させ砕石する．その際，レーザーの誤照射に最大限注意を払う．一方，周波数が低い(5～10 Hz)場合は視野が保たれるため効率的にレーザー照射ができる．

パルス幅

パルス幅(μsec)とは，レーザー1発の照射時間である．海外では pulse length，pulse duration，pulse width などの用語が使用されている．近年，レーザーのパルス幅を制御した Short pulse mode と Long pulse mode を兼ね備えるレーザー結石破砕装置が使用可能

となり，砕石において"fragmenting"と"dusting"という概念が普及した．

　Short pulse modeではレーザーファイバー先端と結石との間に一定の距離を作ることによりバブルが発生し，主にそのバブルの膨張力と収縮力により砕石する．Long pulse modeではレーザーファイバー先端と結石を接触させることによりバブルが結石内に存在する気孔に伝達され，内部から破裂(気化)し砕石する．さらにレーザーファイバー先端に発生する光温熱効果により砕石する(thermal effect)(図 3-7)．

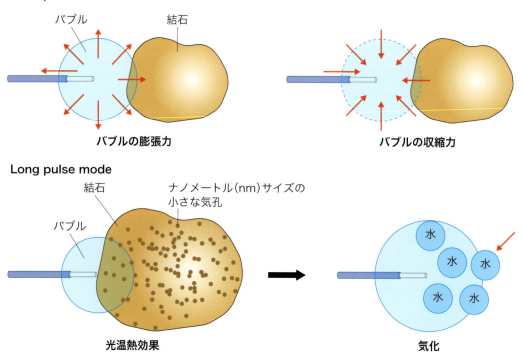

図 3-7　パルス幅の違いによる効率的な砕石方法
Short pulse modeではレーザーファイバーと結石の間に一定の距離を作ることにより砕石する．Long pulse modeではレーザーファイバーと結石を接触させることにより砕石する．

　Short pulse modeは短い時間で大きい衝撃波を出力し，粗大な破砕片が形成されるため，主にfragmentingに用いられるが，レーザーファイバーの先端が折れやすいことに注意する(図 3-8 左)．一方Long pulse modeは長い時間で小さい衝撃波を出力する方法で，細かな砕石片が形成されるため，dustingに適している(図 3-8 中)．結石後方移動はShort pulse modeで大きく[5]，Long pulse modeでは小さくなる．

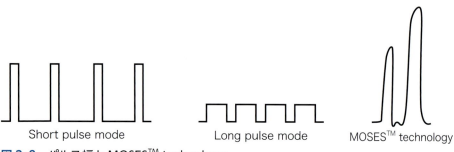

図 3-8　パルス幅とMOSES™ technology

Short pulse modeでは，バブルが大きいため尿管壁への直接的な熱傷害が問題となる．一方，Long pulse modeでは，レーザー周囲への熱の広がりが大きく，間接的な熱傷害の原因となる．レーザーを連続して照射する場合や，灌流が低下している状態は術後の尿管狭窄のリスクが高く注意が必要である．

MOSES™ technology

　MOSES™ technologyは1回のレーザー照射中に2段階で衝撃波を出す技術である（図3-8右）．1段階目の衝撃波の中に2段階目の衝撃波を通過させることで水への吸収を防ぎ，2段階目の衝撃波の減衰を少なくし，エネルギーを効率よく結石に伝える（図3-9）．また，1段階目の衝撃波の破裂によるエネルギーで結石を引き寄せ，2段階目の衝撃波で砕石をする．

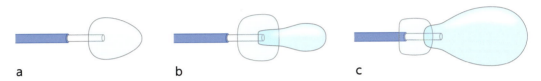

図3-9　MOSES™ technology
a：1発目のバブル．
b：1発目のバブル内を通過する2発目のバブル．
c：1発目のバブルが収縮するとともに2発目のバブルが最大限に膨張．

2) ツリウムファイバーレーザー

　結石を細かく砕石するための条件は，低い出力エネルギーと高い周波数，細径ファイバーの使用である．現在のHo：YAGレーザーにおける細径ファイバーはコア径200 μmであり，これ以上の細径化は技術的に困難とされる．また高い周波数の使用には，多くのキャビティが必要で，冷却システムの点から限界がある．ツリウムファイバーレーザーはダイオードレーザーであり，ファイバーの細径化とより高い周波数の設定が可能である．2023年8月にFiber Dust®（Quanta System社）が薬事承認された．0.02 Jの出力と最大2,500 Hzまでの周波数が使用可能である．ツリウムファイバーレーザーの登場は砕石方法を変え，尿路内視鏡手術の手技を根本的に変えるかもしれない．

❷ 超音波結石破砕装置

　25,000 Hz程度の超音波振動により生じたプローブの振動により，プローブと接した結石にひび割れが生じ，結石を削るように砕石する砕石装置である．超音波作動中はハンドピース冷却のための灌流液の吸引により，細かな破砕片の回収が可能となる．軟らかい感染結石に対し有用性が高い．一般的にはPCNLやECIRSで使用されるが，細径の腎盂鏡では太いプローブ径と細いワーキングチャネルの問題から使用が制限される．

❸ 空圧式結石破砕装置

ハンドピース内に送り込まれた圧縮空気を動力として振動したプローブにより，結石を破砕する装置である．粗大に砕石し抽石をするPCNLやECIRSでは有用である．Ho：YAGレーザーとは異なり，砕石時に熱を発生させない特徴がある．細径プローブも存在し，硬性尿管鏡や細径腎盂鏡でも使用可能である．

❹ 空圧式・超音波複合結石破砕装置

超音波破砕装置と空圧式破砕装置のハンドピースが一体化された結石破砕装置で，フットスイッチによりそれぞれを使い分けることができる（図3-10）．しかしながら空圧式で砕石しながらの吸引は本邦では使用できない．

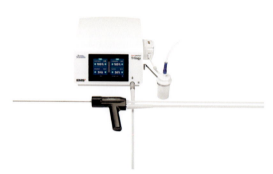

図3-10 空圧式・超音波複合結石破砕装置（Swiss LithoClast® Trilogy）
（写真提供：ボストン・サイエンティフィック ジャパン株式会社）

3 上部尿路結石外科的治療に必要な超音波装置

超音波装置は非侵襲的かつ放射線被ばくを回避でき，リアルタイムで画像を描出することができる．一方で深部の対象物を描出することは難しい．近年の超音波装置の特徴を表3-6に示す．

表3-6 超音波装置の特徴

メーカー名	機種名	ドプラーモード	Widebandドプラーモード	エラストグラフィー	その他の機能
Philips	EPIQ・Affiniti®	(＋)	(＋) MicroFlow imaging	(＋)	・3D構築 ・anatomical intelligence
富士フイルムヘルスケア	ARIETTA®	(＋)	(＋) eFlow	(＋)	・real-time virtual sonography（RVS） ・3D Sim-Navigator
キヤノンメディカルシステムズ	Aplio™	(＋)	(＋) Advanced Dynamic Flow	(＋)	・smart fusion ・SMI（super micro-vascular imaging）
BK Medical	Flex Focus	(＋)	(＋)	＊	・fusion
GEヘルスケア	Versana	(＋)	(＋)	(＋)	

＊：no information.

❶ 超音波プローブ

　尿路結石診断と治療に用いられるプローブ（探触子）にはコンベックス，マイクロコンベックス，リニアがある（図3-11）．プローブは超音波を発生するとともに超音波ビームを送受信し，周波数帯域や特性が装置全体の性能や画質に大きく影響する．腎は肋骨，脊椎，腸骨稜に囲まれるため，操作範囲に制限があり，用いるプローブの特徴や穿刺用アダプターの角度に注意が必要である．

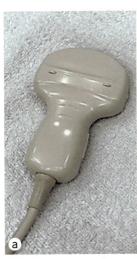
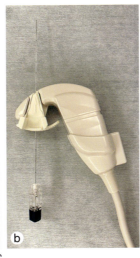
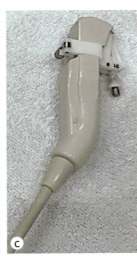
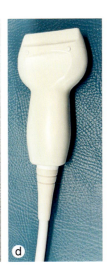

図 3-11　超音波プローブ
a：コンベックスプローブ．
b：コンベックスプローブ（中空きタイプ）．
c：マイクロコンベックスプローブ．
d：リニアプローブ．

1) コンベックス

　コンベックスは超音波ビームを送受信する振動子の幅が広く，多くの超音波ビームを発生させる．そのため，体表から離れた臓器を描出しやすい．しかし，プローブが大きく，骨などで制限された狭い領域では超音波ビームが阻害される．

2) マイクロコンベックス

　マイクロコンベックスは振動子の幅が狭いため，プローブの操作が制限された部位での穿刺に有用である．ただし，超音波ビームの量が少なく，体表から離れた深部臓器の描出が難しい．

3) リニア

　リニアは振動子の幅が狭くプローブ形状が円弧状ではないため，より浅い組織を描出するのに優れている．

❷ 超音波装置の機能

尿路結石の診断と治療のためには，DEPTH（深さ），GAIN（明るさ），FOCUS（焦点），MODEを調節し，目的とする臓器を描出する．MODEにはBモード（図3-12a），Mモード，ドプラーモード，パルスドプラーモードがある．

ドプラーモードはリアルタイムの血流の流れを探知するための機能である（図3-12b～d）．

- **パワーフロー**：血流の強さを反映する．
- **カラーフロー**：血流の流れる方向を反映する（赤色：プローブへ近づく，青色：プローブから離れる）．
- **Widebandドプラー**：パワーフロー，カラーフローに比べ，時間的・空間的分解能を向上させた機能であり，末梢の血流を明確に描出することができる．

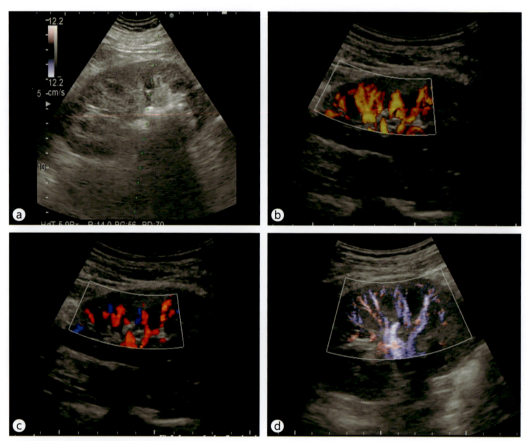

図3-12　超音波装置のMODE
a：Bモード，b：パワーフロー，c：カラーフロー，d：Widebandドプラー．

❸ 新しい超音波装置の使い方

超音波装置の進歩により尿路結石治療においても新たな試みが報告されている．近年では前立腺生検時におけるMRI画像と超音波画像を同期させたfusion biopsyのように，腎穿刺時においてもCT画像と超音波画像を同期させた"real-time virtual sonography（RVS）"が報告されている[6]．また，electromagnetic navigation systemという，電磁場と

超音波装置のコンビネーションにより穿刺針の先の位置を確認し，目的とする腎杯まで誘導する方法も報告されている[7,8]．

4 上部尿路結石外科的治療に必要な尿路内視鏡

❶ 尿管鏡

現在本邦で使用できる尿管鏡は，半硬性尿管鏡と軟性尿管鏡の2種類がある．腎結石や上部尿管結石に対しては軟性尿管鏡の使用が推奨される．中部尿管結石と下部尿管結石に対しては半硬性尿管鏡が用いられるが，治療が難しい場合は軟性尿管鏡を使用する．

1) 半硬性尿管鏡 (semi-rigid ureteroscope) (図3-13)

現在本邦で使用可能な半硬性尿管鏡を表3-7に示す．半硬性尿管鏡は，以前のロッドレンズを用いた硬性尿管鏡とは異なりグラスファイバーを使用し，細径でシャフト部に柔軟性を有する構造となった．半硬性尿管鏡は，種類により，先端からシャフト部分の太さ，先端の形状，ワーキングチャネルの大きさなどが異なる．これらは尿管へのアクセス，生食灌流効率，視野の展開などに影響する．また，半硬性尿管鏡は12時方向にカメラ，6時

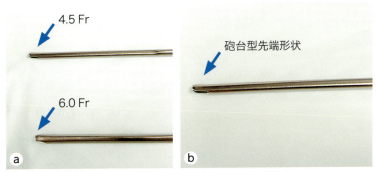

図3-13 半硬性尿管鏡の先端の太さ(a)および形状(b)

表3-7 半硬性尿管鏡の種類と特性

メーカー名	サイズ(Fr)(先端/シャフト)	有効長(mm)	視野角(°)	ワーキングチャネル径(Fr)
Olympus	8.6/9.8	430	7	6.4
	6.4/7.8	430	7	4.2
Karl Storz	6.5/7.0	430	6	4.8
	7.0/8.0	430	6	5
	8.0/9.5	430	6	6
Richard Wolf	4.5/6.5	430	5	3.15
	6.0/7.5	430	5/12	4/2, 4/2.4
	6.5/8.5	430	5	4/2.4
	8.0/9.8	430	12	5/2, 5/3

方向にワーキングチャネルが装着されている．先端形状は12時方向が飛び出した砲台型タイプがあり，尿管口挿入時にはこの構造を理解した操作が求められる(➡58頁参照)．また，4.5 Frの半硬性尿管鏡は尿管口への挿入が容易であるが，先端が細く無理な操作は尿路損傷を引き起こすため，丁寧な操作が求められる．

2) 軟性尿管鏡
a) リユーザブル軟性尿管鏡

現在使用可能なリユーザブル軟性尿管鏡を表3-8に示す．画質は電子スコープのほうがよいが，ファイバースコープは外径が細く，尿路が狭い症例や細径UAS留置時にも使用しやすい(図3-14)．それぞれの機種により，シャフトの硬さ，ハンドグリップの重さや大きさ，先端のチップの形状による屈曲性に違いがあり，症例による手術環境に合わせて軟性尿管鏡を使い分ける必要がある．シャフトが硬い軟性尿管鏡は，出し入れ操作が容易であるが，強引な操作で容易に破損する．また軟性尿管鏡先端部の屈曲性は，表記された彎曲角が同じでも，先端のチップの長さや彎曲の円弧の半径の違いにより，腎杯への到達性は異なる．例えば，角度が急峻もしくは漏斗部が長い下腎杯への到達には，Flex-X^{2s}，X^{c}が優れていると思われる[9]．

表3-8 リユーザブル軟性尿管鏡の種類と特性

メーカー名	機種名	イメージシステム	屈曲角度の範囲(°)	ワーキングチャネル径(Fr)	サイズ(Fr)(先端/シャフト)
Lumenis	Polyscope®	ファイバー	180〜0	3.6	8.0/8.0
Olympus Gyrus ACMI	DUR®-8 Elite	ファイバー	270〜270	3.6	8.7/9.4
	DUR®-8 Ultra	ファイバー	270〜270	3.6	8.6/9.36
	DUR®-D	電子	250〜250	3.6	8.7/9.3
Olympus	URF P5	ファイバー	275〜180	3.6	5.3/8.4
	URF P7	ファイバー	275〜275	3.6	4.9/7.95
	URF V3	電子	275〜275	3.6	8.5/9.9
Karl Storz	FLEX-X^{2s}	ファイバー	270〜270	3.6	7.5/8.4
	FLEX-X^c	電子	270〜270	3.6	8.5/8.5
Richard Wolf	Cobra-M™	ファイバー	270〜270	3.3(dual)	6/9.9
	Viper-M™	ファイバー	270〜270	3.6	6/8.8
Stryker	FlexVision™ U-500	ファイバー	275〜275	3.6	6.9/7.1

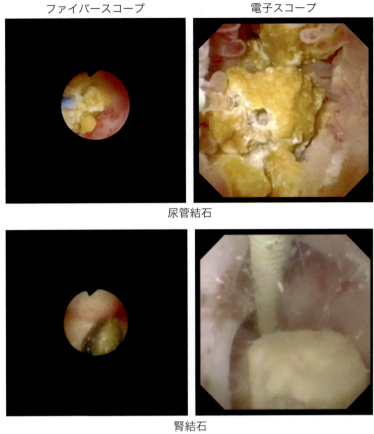

図 3-14 ファイバースコープと電子スコープ

b) シングルユース軟性尿管鏡(表3-9)

2016年にBoston Scientific社が世界で初めてのシングルユース軟性尿管鏡としてLitho Vue™を上市した．シングルユース軟性尿管鏡は単回使用のため，軟性尿管鏡を介した細菌感染の危険がない．また，破損の危険性が高い軟性尿管鏡操作においても使用できるた

表3-9 主なシングルユース軟性尿管鏡の種類と特性

メーカー名	機種名	イメージシステム	屈曲角度の範囲(°)	ワーキングチャネル径(Fr)	サイズ(Fr)(先端/シャフト)
Boston Scientific	LithoVue™	CMOS	270/270	3.6	7.7/9.5
	LithoVue™ Elite	CMOS	270/270	3.6	7.7/9.5
PUSEN	Uscope® PU3022	CMOS	270/270	3.6	9.5/9.5
	Uscope® PU3033A	CMOS	＊	3.6	7.5
Neoscope＊＊	NeoFlex®	CMOS	280/280	3.6	＊/9.0
YouCare Tech＊＊	YC-FR-A™	CMOS	270/unilateral	4.2	＊/8.0
OTU medical	WiScope®	＊	275/275	3.6	7.4/8.6
Karl Storz	Video uretero-renoscopes	CMOS	270/270	3.6	＊/8.5
HugeMed	EndoView®	CMOS	285/285	3.6	7.5
Dornier MedTech	AXIS® II	CMOS	275/275	3.6	8.4/9.6
Scivita Medical Technology	Claritron® SUV-2C-B	＊	285/285	3.6	7.2/7.5

＊：no information.
＊＊：本邦での薬事承認は不明.

め，症例を選べば治療適応の幅を大きく伸ばすことができる．一方，画質，太さと挿入性，コスト[10]に課題がある．シングルユース軟性尿管鏡は高価であり，症例の結石背景，患者背景，解剖学的特徴，そして術者の技量を基に軟性尿管鏡の破損の危険性を考慮し，リユーザブル軟性尿管鏡とシングルユース軟性尿管鏡を使い分けることが重要である．

シングルユース軟性尿管鏡の使用を考慮する症例は，20 mmを超える腎結石，腎盂腎杯漏斗角が急峻な下腎杯結石(IPA<42°)，ante-URS，尿培養で耐性菌陽性などである．リユーザブルの軟性尿管鏡を使用後に滅菌(プラズマ滅菌)にかけたとしてもワーキングチャネル内には100%のコンタミネーションが認められている．そのうち，13%が細菌の増殖，63%がヘモグロビン，100%で蛋白が認められている．しかし，それらが認められた軟性尿管鏡を次の症例に使用しても臨床的な問題は起きなかったと報告されている[11]．

❷ 硬性腎盂鏡 (表3-10, 図3-15)

従来のPCNLでは空圧式や超音波結石破砕装置など径の太いプローブが用いられるため，太いワーキングチャネルを有する腎盂鏡が必要であった．近年，Ho:YAGレーザーが結石破砕装置として使用できるため，細いワーキングチャネルをもつ細径腎盂鏡が登場した．これにより腎瘻トラクトシースの細径化が可能となり，PCNLの出血合併症の軽減に寄与している．一方，細径腎瘻トラクトシースの使用時には腎盂内圧の上昇による敗血症の発生に注意が必要である．また7.5 Fr細径腎盂鏡のワーキングチャネル径は2 Frであり，550 μm Ho:YAGレーザーファイバー，および0.035インチのGWは通過しないことに注意が必要である．

表3-10　硬性腎盂鏡の種類と特性

メーカー名	機種名	サイズ(Fr)(先端/シャフト)	有効長(mm)	視野角(°)	ワーキングチャネル径(Fr)	トラクト径(Fr)
Olympus	Mini-Percutaneous	11	202	＊	7.5	15.9
Karl Storz	MIP XS/S	7.5/7.5	240	6	2	9.5/12
	MIP M	12/12	220	12	6.7	16/17.5/22
	MIP L	19.5/19.5	220	12	12.4	24/26
Richard Wolf	Miniature Nephroscope	12	225	12	6	15/18
	Nephroscope	19.3	224	12	10.5	20.8/24/24.3
	Percutaneous Universal Nephroscope	20.9	224	20	10.5	24/24.3
Schölly	Ultra-mini PCNL (UMP)	7.5(スコープ 3 mm)	＊	＊	3	11/13
		6(スコープ 3 mm)	＊	＊	3	11
Takei	Micro-Perc	5 (スコープ 0.65 mm)	＊	＊	＊	5/10.5/17
PolyDiagnost	Micro-Perc	4.85	＊	＊	＊	4.85

＊：no information.

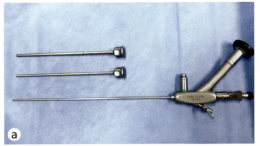
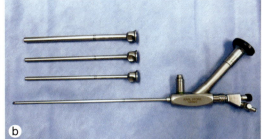
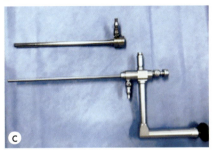

図 3-15　硬性腎盂鏡
a：MIP S，b：MIP M，c：スタンダードスコープ（Richard Wolf 社）．

［文献］

1) Wollin DA, Carlos EC, Tom WR, et al.：Effect of Laser Settings and Irrigation Rates on Ureteral Temperature During Holmium Laser Lithotripsy, an *In Vitro* Model. J Endourol 32：59-63, 2018

2) Inoue T, Yamamichi F, Okada S, et al.：Change in irrigation flow through a flexible ureteroscope with various devices in the working channel：Comparison between an automatic irrigation pump and gravity-based irrigation. Int J Urol 27：333-338, 2020

3) Traxer O, Keller EX：Thulium fiber laser：the new player for kidney stone treatment? A comparison with Holmium：YAG laser. World J Urol 38：1883-1894, 2020

4) Inoue T, Okada S, Hamamoto S, et al.：Retrograde intrarenal surgery：Past, present, and future. Investig Clin Urol 62：121-135, 2021

5) 井上貴昭，原　章二，山道　深，他：結石後方移動距離から見た最適なレーザーセッティング　Ex-vivo research. Jpn J Endourol 32：200-204, 2019

6) Hamamoto S, Unno R, Taguchi K, et al.：A New Navigation System of Renal Puncture for Endoscopic Combined Intrarenal Surgery：Real-time Virtual Sonography-guided Renal Access. Urology 109：44-50, 2017

7) Chau HL, Chan HC, Li TB, et al.：An Innovative Free-Hand Puncture Technique to Reduce Radiation in Percutaneous Nephrolithotomy Using Ultrasound with Navigation System Under Magnetic Field：A Single-Center Experience in Hong Kong. J Endourol 30：160-164, 2016

8) Davrieux CF, Giménez ME, González CA, et al.：Mixed reality navigation system for ultrasound-guided percutaneous punctures：a pre-clinical evaluation. Surg Endosc 34：226-230, 2020

9) Dragos LB, Somani BK, Sener ET, et al.：Which Flexible Ureteroscopes (Digital vs. Fiber-Optic) Can Easily Reach the Difficult Lower Pole Calices and Have Better End-Tip Deflection：*In Vitro* Study on K-Box. A PETRA Evaluation. J Endourol 31：630-637, 2017

10) Scotland KB, Chan JYH, Chew BH：Single-Use Flexible Ureteroscopes：How Do They Compare with Reusable Ureteroscopes? J Endourol 33：71-78, 2019

11) Ofstead CL, Heymann OL, Quick MR, et al.：The effectiveness of sterilization for flexible ureteroscopes：A real-world study. Am J Infect Control 45：888-895, 2017

第4章 画像診断と治療戦略

1 画像診断

　上部尿路結石の確定診断に用いられる主な画像診断は，超音波検査(US)，X線(KUB)，CTであり，なかでも単純CTが最も有用な画像診断方法である．しかし，単純CTは1回あたり4.5〜5 mSvの放射線被ばくを伴うため，近年では被ばく線量を軽減した低線量CT，さらに75〜50％の被ばくを低減した超低線量CTが施行されるようになった(表4-1)[1]．近年のCT装置では，超低線量CTは単純CTと変わらない画質を得ることができるようになった(図4-1)[2,3]．しかし，肥満患者や3 mm未満の結石に対する低線量CTは，感度が落ちるため，治療選択を判断する際には通常の単純CTで判断するのがよい．また，dual energy CTは，尿酸を主成分とした結石の術前質的診断に有用である．例えば尿酸結石の質的診断には，撮影時における電圧を調節すること(80 kVpと140 kVp)で，尿酸結石を赤色に，それ以外は青色に描出させることができる(図4-2)[4,5]．

表4-1　画像診断方法による上部尿路結石の感度，特異度と放射線被ばく量

診断方法	感度	特異度	被ばく線量(mSv)
超音波	45%	88〜94%	0
KUB	44〜77%	44〜77%	0.5〜1
単純CT	98.5〜100%	95.5〜100%	4.5〜5
低線量CT	90〜98%	88〜100%	0.97〜1.9
超低線量CT	72〜99%	86〜100%	0.14〜0.16
造影CT	—	—	25〜35

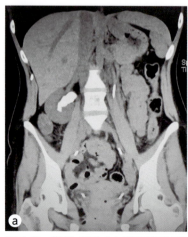 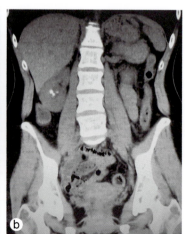

図4-1　単純CT(a)と超低線量CT(b)
同一患者の術前(a)と術後(b)の画像．

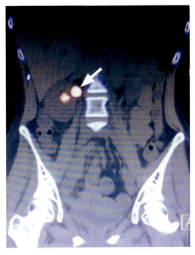

図 4-2　dual energy CT を用いた結石の質的診断
尿酸結石が主成分(矢印).

　一方，造影剤を用いた造影 CT や静脈性尿路造影(IVU)は，腎盂腎杯形態の把握に有用である(図4-3)．また，造影 CT から得られる尿路 3D 画像は，腎穿刺部位や結石へのアプローチの決定などに用いられる(図4-4a, b)．しかし，これらの検査は，患者への侵襲性，造影剤アレルギーの発生，被ばく量の増加の懸念から，尿路形態の把握が必要な症例(解剖学的形態異常，サンゴ状結石，下腎杯結石など)に限定すべきである．

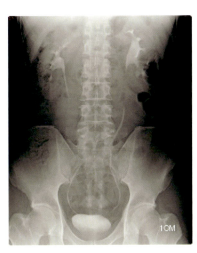

図 4-3　静脈性尿路造影(IVU)

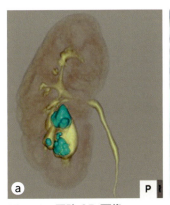

図 4-4　尿路 3D 画像
a：3D-CT 画像.
b：VR(virtual reality)イメージ.

2 ガイドラインに基づく治療戦略

上部尿路結石の治療の目的は，疼痛の早期の緩和に加え，腎機能の保護，尿路感染の治療および予防である．ガイドラインにおける治療法(図4-5)は，結石の局在部位と大きさに基づき作成されている．また，下腎杯結石に対しては，解剖学的要因も考慮した治療法が選択される．

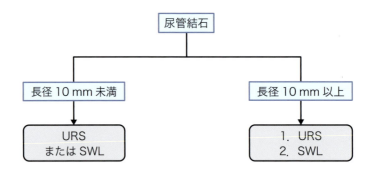

①自然排石が期待できる尿路結石を有する患者に対して，一定期間，保存的治療(経過観察や排石促進療法)の実施を推奨する．
②SWLとURSおのおのの治療効果と合併症について，患者に十分説明し，選択する．
③治療抵抗性の尿管結石が疑われる場合には，経皮的アプローチによるURSや開放手術も考慮する．
④高度肥満患者に対しては，URSを第一選択とする．

a

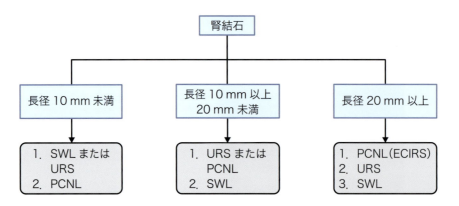

①長径10mm未満の腎結石で積極的治療の対象となりうる症例は，症状のある結石，増大傾向にある結石，尿路閉塞を起こしている結石，尿路感染・ウロセプシスを合併した結石，複数結石，結石を形成しやすい基礎疾患に起因する結石，尿路の形態異常に伴う結石，患者の職業的・社会的理由，患者の希望などの条件を有する症例である．
②長径10mm以上20mm未満の腎結石は，従来SWLに不利な解剖学的条件を考慮して下腎杯と非下腎杯に分けて治療選択肢を提示していた．しかし，尿管鏡手術が定着した現在では下腎杯と非下腎杯に分ける必要性は乏しいと判断した．尿管鏡で到達困難な下腎杯結石などはPCNLを考慮する．
③長径20mm以上の腎結石に対する第一選択はPCNL(ECIRS)だが，結石や患者の状況に応じてURSを考慮する．ただしURSは段階的治療を要する可能性がある．一方，SWLの治療成功率は，PCNLとURSに比べて劣るため，特殊な条件でない限りSWLを選択することは推奨しない．
④開放手術・腹腔鏡手術はこれらの治療手段が困難な場合に考慮する．ただし，2022年において腹腔鏡手術は保険適用外である．

b

図4-5 ガイドラインに基づく結石治療アルゴリズム
a：尿管結石に対する治療アルゴリズム．
b：腎結石に対する治療アルゴリズム．

〔日本泌尿器科学会，他(編)：尿路結石症診療ガイドライン第3版(2023年版)．pp92-93，医学図書出版，2023より改変〕

❶ 保存的治療（自然排石，排石促進療法，溶解療法）

10 mm以下の尿管結石は自然に排石する可能性があることから，腎機能低下，尿路感染の併発がなく，疼痛の緩和が得られていれば保存的治療が考慮されるが，結石のサイズにより自然排石率は異なる（表4-2）．また尿管結石の長期嵌頓は，結石介在部での浮腫やポリープの形成，結石と尿管との固着の要因となることから，2～3週間程度でKUB，超音波検査で評価を行い，保存的治療の有効性を判断するのが望ましい．排石促進療法は薬剤を用いて自然排石率を高める治療法であり，α_1遮断薬，Caチャネル阻害薬，ホスホジエステラーゼ5（PDE5）阻害薬などが用いられるが，いずれも本邦での保険適用はない．現時点でのエビデンスから，最も有効とする適応は5 mm以上の遠位尿管結石とされている．

また，画像診断から尿酸結石やシスチン結石を疑う症例に対しては，クエン酸製剤（ウラリット®など）を用いた尿のアルカリ化による結石溶解療法があり，通常，排石促進療法とともに行われる．疼痛の緩和が得られない症例には手術療法を，腎機能低下や尿路感染の併発には尿路ドレナージを早期に施行する．

表4-2 結石サイズと4週以内の自然排石率

結石サイズ（mm）	自然排石率（％）
0～2.4	98
2.5～3.4	92
3.5～4.4	71
4.5～5.4	47
5.5～6.4	21
>6.5	20

❷ SWL

SWLは10 mm未満の腎尿管結石がよい適応である．

SWLの奏効率を規定する因子は，① 結石部位と大きさ，② 結石の密度（CT値），③ 水腎の程度，④ 皮膚から結石までの距離（skin to stone distance：SSD）[6]，⑤ 尿管結石介在部の尿管壁厚（ureteral wall thickness：UWT）[7]，⑥ 腎盂腎杯形態（下腎杯結石の場合）などである．詳細は「第6章 体外衝撃波結石破砕術（SWL）」の項を参照（➡ 40頁）．

腎結石に対しては，SWLによる腎実質のダメージを考慮し，効果が認められない場合は内視鏡治療に移行する．

尿管結石に対しては，初回のSWLで効果がない場合，以後のSWLの結石除去率（stone free rate：SFR）は回数を追うごとに低下する．さらに結石の介在部がSWLによる損傷から，結石の固着の悪化，尿管浮腫と尿管狭窄など，その後の内視鏡治療が困難となる症例を経験する．また水腎が改善されても同一部位に残石がある場合では，残石の表面に粘膜形成が起こり，尿管狭窄の原因となる[8]．

❸ URS

URSは20 mm未満の腎結石や10 mm以上の尿管結石がよい適応である．

URSの奏効率を規定する因子は，① 結石の大きさと部位，② 結石の密度(CT値)，③ 腎盂・腎杯の解剖(特に下腎杯結石➡ 45頁参照)，④ 尿管嵌頓の程度(尿管嵌頓結石➡ 46頁参照)，⑤ 術者の技量と経験，⑥ 施設の設備と症例数などである[9,10]．

20 mm 以上の腎結石に対する報告もあるが，単回での治療遂行には術者の技量と経験，施設の設備が必要であるため，複数回での治療を考慮し術前計画を立てる．また結石へのアプローチが困難な尿管嵌頓結石の場合には ante-URS が必要となる．

凝固系異常を有する症例や，抗血小板薬，抗凝固薬の休薬ができない症例に対しては，SWLやPCNLとは異なりURSは可能とされるが，URS後の腎被膜下血腫の報告が散見され，注意が必要である(➡ 71頁参照)．保存的治療が奏効しない妊婦症例に対しては，URSが適応となる．

❹ PCNL/ECIRS

PCNL/ECIRS は 20 mm 以上の腎結石，サンゴ状結石に対する標準的治療法である．また結石の大きさや位置にかかわらず，URS にて治療困難な症例に対しても考慮される．

PCNL/ECIRS の奏効率を規定する因子は，① 結石の大きさと部位，② 結石の密度(CT値)，③ 腎盂・腎杯の解剖(特に下腎杯結石)，④ 腎盂・腎杯の結石占拠率，⑤ 患者の体型(BMI)，⑥ 術者の技量と経験，⑦ 施設の設備などである．なかでも術者の技量と経験は PCNL/ECIRS の成功にかなり大きく寄与するため，適切な指導のもとで経験を積むことが望ましい．

ECIRS は PCNL に比べて大きな結石に対しての SFR が良好であるとされている．それは経皮的に届かない腎杯へ URS でアクセスできることが要因と思われる．筆者らが考える ECIRS のよい適応は，① 30 mm 以上の腎結石，② 多数の腎杯を占拠する腎結石，③ 腎結石と尿管結石に対して一期的に治療する症例，④ サンゴ状結石，⑤ 腎盂鏡ではアクセスできない結石を認める症例である．

[文献]

1) Rodger F, Roditi G, Aboumarzouk OM：Diagnostic Accuracy of Low and Ultra-Low Dose CT for Identification of Urinary Tract Stones：A Systematic Review. Urol Int 100：375-385, 2018

2) Homer JA, Davies-Payne DL, Peddinti BS：Randomized prospective comparison of non-contrast enhanced helical computed tomography and intravenous urography in the diagnosis of acute ureteric colic. Australas Radiol 45：285-290, 2001

3) Dorio PJ, Pozniak MA, Lee FT Jr, et al.：Non-contrast-enhanced helical computed tomography for the evaluation of patients with acute flank pain. WMJ 98：30-34, 1999

4) Li C, Liu B, Meng H, et al.：Efficacy and Radiation Exposure of Ultra-Low-Dose Chest CT at 100 kVp with Tin Filtration in CT-Guided Percutaneous Core Needle Biopsy for Small Pulmonary Lesions Using a Third-Generation Dual-Source CT Scanner. J Vasc Interv Radiol 30：95-102, 2019

5) Ahn SH, Oh TH, Seo IY：Can a dual-energy computed tomography predict unsuitable stone components for extracorporeal shock wave lithotripsy? Korean J Urol 56：644-649, 2015

6) Kim JK, Ha SB, Jeon CH, et al.：Clinical Nomograms to Predict Stone-Free Rates after Shock-Wave Lithotripsy：Development and Internal-Validation. PLoS One 11：e0149333, 2016

7) Sarica K, Kafkasli A, Yazici Ö, et al.：Ureteral wall thickness at the impacted ureteral stone site：a critical predictor for success rates after SWL. Urolithiasis 43：83-88, 2015

8) Perks AE, Schuler TD, Lee J, et al.：Stone attenuation and skin-to-stone distance on computed tomography pre-

dicts for stone fragmentation by shock wave lithotripsy. Urology 72 : 765-769, 2008
9) Degirmenci T, Gunlusoy B, Kozacioglu Z, et al. : Outcomes of ureteroscopy for the management of impacted ureteral calculi with different localizations. Urology 80 : 811-815, 2012
10) Gurocak S, Kupeli B, Acar C, et al. : The impact of pelvicaliceal features on problematic lower pole stone clearance in different age groups. Int Urol Nephrol 40 : 31-37, 2008

第5章 術前の感染マネジメント

1 上部尿路内視鏡手術における敗血症性ショックのリスク因子

　上部尿路内視鏡手術の重篤な合併症に発熱，敗血症性ショックが挙げられる．URSのメタアナリシスでは，URS後の敗血症性ショックの発生率は5％と報告された[1]．一方，PCNL後の発熱，敗血症性ショックの発生率はそれぞれ10.7％，0.5％と報告されている[2]．一般的に敗血症性ショックの致死率は40％と高く，そのリスク因子や，周術期の感染マネジメントを理解する必要がある．

　URSとPCNLにおける敗血症性ショックのリスク因子は，患者因子と手術因子に分けられる[1,3]．加えてPCNLでは，トラクト数や輸血などの出血に関する因子や，腹臥位での施行（斜位と比較して）がリスク因子として挙げられている．一方，ECIRSでは二方向からの同時灌流による腎盂内圧の上昇に伴う感染のリスクが懸念されていたが，近年のメタアナリシスでは感染性合併症の頻度はPCNLと比べて有意な差はないと報告されている[4]．

❶ 患者因子

　敗血症性ショックのリスクとして患者因子には以下が挙げられる．

- 女性
- 高齢者
- 糖尿病や虚血性心疾患
- 術前尿培養陽性
- 術前の尿管ステント留置
- 大きな結石，感染結石

　術前の尿培養陽性の存在は，URSやPCNL後の敗血症性ショックと強く関連し[5,6]，術前に中間尿を用いた検査の必要性が報告されている[4]．そのため，術前の尿培養検査の結果を待って，陽性の場合には抗菌薬の投与を行い，尿の無菌化を図ることが推奨されている．感染結石が疑われる際には，術中の結石培養検査も周術期の抗菌薬の選択に有用である[7]．術前尿培養と結石表面に付着している菌は必ずしも一致しないことがあるため，術前尿培養陽性の症例では，結石培養を採取しておくことを推奨する．

　一方，尿路の完全閉塞を伴う尿管結石症例では，術前尿培養が陰性になることもある．術前の超音波検査やCTにおいて，尿混濁を疑う不均一な尿路像が認められた際には，ドレナージを先行することが安全である．

1) 術前の尿管ステント留置

　尿管ステントが留置されると，その表面に蛋白質やイオンが付着しコンディショニング

フィルムが作られる．その後レセプターを介して細菌が付着し，バイオフィルムや細菌のコロニーが形成され，尿管ステントの石灰化の原因となる（図 5-1）[8]．細菌コロニーの形成に対する尿培養の感受性は低く，術前の尿管ステント留置は，上部尿路内視鏡手術における術後尿路感染の高リスク因子と報告されている．

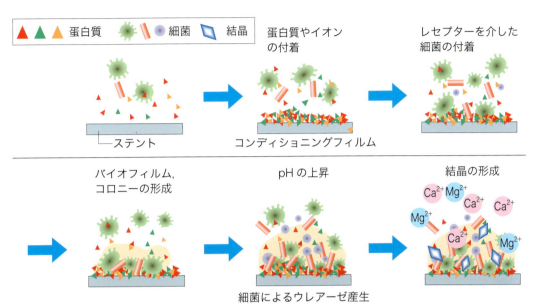

図 5-1　尿管ステントにおけるバイオフィルム，石灰化の形成機序

さらに，ステント留置期間が 1 か月未満の患者では，留置期間が長い患者と比較して，術後感染性合併症のリスクが 5 倍低いとされている[9]．そのため，術前のステント留置期間はできるだけ短く，できれば 1 か月未満とすることが推奨される．

2) 大きな結石，感染結石

結石が大きいほど敗血症のリスクが高いと報告されている[10]．その理由として，後述するように長い手術時間や，良好な視野を得るための生食灌流量が関連すると考えられる．

感染結石〔ストルバイト（リン酸マグネシウムアンモニウム），炭酸アパタイト，尿酸アンモニウム〕も，術後発熱のリスク因子とされるため，術前の KUB や CT から結石成分を予測することが重要である．特に KUB で X 線陰性の場合や，CT 値が 500 前後の場合は，感染結石が疑われるため注意が必要となる．

❷ 手術因子

1) 長い手術時間

Ozgor ら[11]は，fURS における 60 分以上の手術時間，Sugihara ら[12]は 90 分を超える URS が，術後尿路感染のリスク因子であると報告している．長時間の手術が敗血症性ショックのリスク因子となる理由には，① 結石内の細菌やエンドトキシンに曝露される時間が長い，② 生食灌流の使用量が多くなる，③ 腎盂内圧が上昇している時間が長い，などが考えられている．そのため手術時間の目安として，URS では 90 分以内に，PCNL では

120 分以内に手術が終了するようマネジメントすることが推奨される．

2) 術中の腎盂内圧上昇

高い腎盂内圧は，術後の発熱や感染症のリスク因子に加えて，被膜下血腫の原因ともされている．特に，術中の腎盂内圧が 30 mmHg を超えることは術後敗血症のリスク因子であり[13]，腎盂内圧が高くなるにつれて，URS 後の敗血症の発生率が高くなると報告されている[14]．一方，良好な視野で手術をするためには，一定の灌流が必要となる．術者は灌流液の注入量と排液量に気を配り，腎盂内圧が上昇しないよう意識する．排液量は，①硬性尿管鏡の挿入時，② fURS の際の UAS の位置，③ UAS と軟性尿管鏡との組み合わせ，④腎盂から UAS 先端までの尿管の状態(浮腫，狭窄，屈曲)，⑤砕石片の尿管鏡周囲への嵌頓，により刻々と変化する．そのため，UAS からの排液量を常に観察し(図 5-2)，腎盂内圧の上昇を予防する．排液量が少ない場合は，腎盂内の灌流液の吸引や，腎瘻造設による腎盂の減圧を行う．

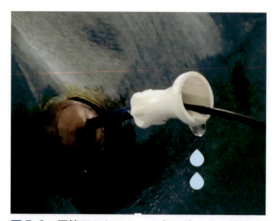

図 5-2 尿管アクセスシース(UAS)からの排液の観察

また，ECIRS は，経皮的と経尿道的の同時灌流で腎盂内圧が上昇しやすい手術である．細径トラクトを使用する際には，腎盂鏡との口径差に注意するとともに，経尿道的操作側の生食灌流の用手的フラッシュによる腎盂内圧の上昇に注意が必要である．さらに，軟性尿管鏡観察下での腎穿刺，トラクト造設は腎盂内圧が上がりやすい過程であり，感染結石症例では特に注意を要する．

3) 施設の症例数の少なさ

本邦の DPC データベースの解析からは，重篤な合併症の発生率は，当該施設の年間 URS 症例数が少ないほど発生すると報告されている[12]．一朝一夕に手術経験数が得られるわけではなく，各施設や術者ごとの取り組みが求められる．手術時間の上限を設定し，知識の習得や，トレーニングを通じた手術手技の向上に努めることが望まれる．

4) リユーザブル軟性尿管鏡

　リユーザブルの軟性尿管鏡を使用後に滅菌(プラズマ滅菌)にかけたとしてもワーキングチャネル内には100%のコンタミネーションが認められている．そのうち，13%が細菌の増殖，63%がヘモグロビン，100%で蛋白質が認められている[15]．コンタミネーションと，周術期の尿路感染の発生の関連性は不明であるが，リユーザブル軟性尿管鏡はシングルユース軟性尿管鏡と比較して，術後の尿路感染症のリスクが2倍高いとする後ろ向き研究もあるが[16]，最近のメタアナリシスでは，手術成績や周術期合併症に有意な差はないと報告されている[17]．

2 結石性腎盂腎炎に対するドレナージ

　尿路閉塞を伴う結石性腎盂腎炎において，抗菌薬投与により改善が得られた症例でも，結石より上方の尿路内には細菌尿が認められることが多い．その後の内視鏡治療は，腎盂内圧の上昇に伴う術後重症感染症を引き起こすことから，必ず腎盂尿のドレナージを先行し，結石治療を計画することが望ましい．

　ドレナージには経皮的腎瘻造設と尿管ステント留置がある．ドレナージの有用性は同等とされているが，その後の結石治療を考慮すると，経皮的腎瘻は術中の持続的な減圧が可能となること，水腎が改善することで尿管屈曲が軽度になること，経皮的操作に移行しやすいことなどの利点がある．一方，造設時の出血性合併症が懸念される．また，尿管ステント留置によるドレナージは，尿管の受動的拡張が得られ，尿管内操作が容易であるが，尿管ステントの粘膜下留置による尿管損傷のリスクがあり，また，前述したように1か月を超えるステント留置期間は，内視鏡治療術後の敗血症のリスクが高まることに注意を要する．

　しかしながら尿路の完全閉塞を伴う尿管結石症例では，術前尿培養が陰性になることもあるため，術前の超音波検査やCTでの不均一な尿路像や，内視鏡による尿路内の混濁が認められた際には，ドレナージを先行することが安全である．

3 術前の抗菌薬使用方法

❶ URS

　URS術後の有熱性尿路感染や敗血症の予防に関し，予防抗菌薬の必要性，至適投与期間に関するエビデンスは十分ではない．術前尿培養が陰性の患者を対象に予防抗菌薬を単回投与群と非投与群に分けて解析したメタアナリシスでは，予防抗菌薬の単回投与群で膿尿や細菌尿は有意に減少するものの，術後症候性尿路感染症の頻度には差は認めなかった[18]．一方，大きな結石に対しては，予防抗菌薬の単回投与を推奨する報告もある[19]．前述したように，尿培養陽性以外にも術後の敗血症性ショックのリスク因子は複数報告され

ていることから，術前尿培養が陰性の場合でも，予防抗菌薬の単回投与が妥当であると思われる．また，予防抗菌薬の選択については，『泌尿器科診療における周術期感染予防ガイドライン2023』[20]でも示されているように，第1・2世代セファロスポリン系，BLI配合ペニシリン系，アミノグリコシド系抗菌薬が妥当と考える．

一方，術前尿培養が陽性の症例では，抗菌薬治療にて尿の無菌化を図ることが求められる．薬剤感受性のある抗菌薬投与が推奨されているが，その至適投与期間におけるエビデンスはない．筆者らは経験上，内服ならURSの1週間前から，点滴なら3日前から継続投与し，手術に臨んでいる．しかし，感染結石症例や尿管ステント留置状態などでは，感受性のある抗菌薬投与にもかかわらず完全に陰性にはならないことや，抗菌薬投与による菌交代現象に留意する必要がある．

❷ PCNL/ECIRS

PCNLの術前の予防抗菌薬の必要性やその期間については，前向き比較試験も少なく議論が多い．後ろ向き研究では，術前尿培養が陰性の患者に対し，抗菌薬の単回投与が，非投与と比べて，術後発熱の発生率が大幅に低下することが示されている[21]．一方，術後感染リスクの低い症例(術前尿培養陰性かつ尿路カテーテルのない症例)に対する術前7日前からの抗菌薬投与と単回投与を比較したランダム化比較試験では，術後の敗血症ショックの発生率に有意な差は認めなかった[22]．そのことより，低リスク患者に対するPCNLの抗菌薬投与において，AUAのBest Practice Statementでは術前24時間以内の点滴を，EAUのガイドラインでは単回投与を推奨している．予防抗菌薬の選択としては，通常の尿路開放手術やURSに準じ第1・2世代セファロスポリン系，BLI配合ペニシリン系，アミノグリコシド系抗菌薬が推奨されている．

一方，敗血症性ショックのリスクの高い症例に対するPCNL(術前尿培養陽性，術前ステント留置症例)では，術前2日前からの予防抗菌薬に比べて術前7日前からの抗菌薬の内服は有意に術後の敗血症のリスクが下がることが報告された[23]．しかしECIRSにおける予防抗菌薬の投与法に関する報告はほとんどない．このような背景から，筆者らはECIRSを行う際においても術後感染リスクの高い症例に対しては術前7日前から感受性のある抗菌薬を投与し，手術に臨んでいる．

[文献]

1) Bhojani N, Miller LE, Bhattacharyya S, et al.：Risk Factors for Urosepsis After Ureteroscopy for Stone Disease：A Systematic Review with Meta-Analysis. J Endourol 35：991-1000, 2021

2) Seitz C, Desai M, Häcker A, et al.：Incidence, prevention, and management of complications following percutaneous nephrolitholapaxy. Eur Urol 61：146-158, 2012

3) Sun J, Xu J, OuYang J：Risk Factors of Infectious Complications following Ureteroscopy：A Systematic Review and Meta-Analysis. Urol Int 104：113-124, 2020

4) Gauhar V, Castellani D, Cracco CM, et al.：Is endoscopic combined intrarenal surgery ready for primetime in endourology? Outcomes from a systematic review and meta-analysis. Cent European J Urol 75：171-181, 2022

5) Wood B, Habashy D, Mayne DJ, et al.：The utility of preoperative and intraoperative cultures for guiding urosepsis empirical treatment. J Clin Urol 13：132-139, 2019

6) Blackmur JP, Maitra NU, Marri RR, et al.：Analysis of Factors' Association with Risk of Postoperative Urosepsis

in Patients Undergoing Ureteroscopy for Treatment of Stone Disease. J Endourol 30：963−969, 2016

7) Margel D, Ehrlich Y, Brown N, et al.：Clinical implication of routine stone culture in percutaneous nephrolithotomy—a prospective study. Urology 67：26−29, 2006

8) Tenke P, Köves B, Nagy K, et al.：Update on biofilm infections in the urinary tract. World J Urol 30：51−57, 2012

9) Nevo A, Mano R, Baniel J, et al.：Ureteric stent dwelling time：a risk factor for post-ureteroscopy sepsis. BJU Int 120：117−122, 2017

10) Hu W, Zhou PH, Wang W, et al.：Prognostic Value of Adrenomedullin and Natriuretic Peptides in Uroseptic Patients Induced by Ureteroscopy. Mediators Inflamm 2016：9743198, 2016

11) Ozgor F, Sahan M, Cubuk A, et al.：Factors affecting infectious complications following flexible ureterorenoscopy. Urolithiasis 47：481−486, 2019

12) Sugihara T, Yasunaga H, Horiguchi H, et al.：A nomogram predicting severe adverse events after ureteroscopic lithotripsy：12 372 patients in a Japanese national series. BJU Int 111：459−466, 2013

13) Zhong W, Zeng G, Wu K, et al.：Does a smaller tract in percutaneous nephrolithotomy contribute to high renal pelvic pressure and postoperative fever? J Endourol 22：2147−2151, 2008

14) Xu Y, Min Z, Wan SP, et al.：Complications of retrograde intrarenal surgery classified by the modified Clavien grading system. Urolithiasis 46：197−202, 2018

15) Ofstead CL, Heymann OL, Quick MR, et al.：The effectiveness of sterilization for flexible ureteroscopes：A real-world study. Am J Infect Control 45：888−895, 2017

16) Unno R, Hosier G, Hamouche F, et al.：Single-Use Ureteroscopes Are Associated with Decreased Risk of Urinary Tract Infection After Ureteroscopy for Urolithiasis Compared to Reusable Ureteroscopes. J Endourol 37：133−138, 2023

17) Anderson S, Patterson K, Skolarikos A, et al.：Perspectives on technology: to use or to reuse, that is the endoscopic question—a systematic review of single-use endoscopes. BJU Int 133：14−24, 2024

18) Lo CW, Yang SS, Hsieh CH, et al.：Effectiveness of Prophylactic Antibiotics against Post-Ureteroscopic Lithotripsy Infections：Systematic Review and Meta-Analysis. Surg Infect (Larchmt) 16：415−420, 2015

19) Zhao Z, Fan J, Sun H, et al.：Recommended antibiotic prophylaxis regimen in retrograde intrarenal surgery：evidence from a randomised controlled trial. BJU Int 124：496−503, 2019

20) 日本泌尿器科学会（編）：泌尿器科診療における周術期感染予防ガイドライン 2023．pp114−119，医学図書出版，2023

21) Gravas S, Montanari E, Geavlete P, et al.：Postoperative infection rates in low risk patients undergoing percutaneous nephrolithotomy with and without antibiotic prophylaxis：a matched case control study. J Urol 188：843−847, 2012

22) Chew BH, Miller NL, Abbott JE, et al.：A Randomized Controlled Trial of Preoperative Prophylactic Antibiotics Prior to Percutaneous Nephrolithotomy in a Low Infectious Risk Population：A Report from the EDGE Consortium. J Urol 200：801−808, 2018

23) Sur RL, Krambeck AE, Large T, et al.：A Randomized Controlled Trial of Preoperative Prophylactic Antibiotics for Percutaneous Nephrolithotomy in Moderate to High Infectious Risk Population：A Report from the EDGE Consortium. J Urol 205：1379−1386, 2021

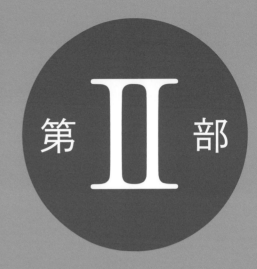

第 II 部

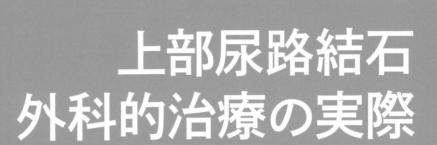

上部尿路結石
外科的治療の実際

第6章 体外衝撃波結石破砕術（SWL）

　SWLは，体外で発生させた衝撃波により人体内の結石を破砕する方法で，尿路結石を主として胆道結石，唾石，膵臓結石にも応用されている．

　SWLは低侵襲治療であるため，URSと比べて患者の健康に関連するQOLは高いが，結石や患者の背景によっては治療の確実性が低くなることが問題である．そのため，砕石の仕組みや適応を熟知すること，機器を使いこなすことが重要である．

1 SWLの砕石メカニズム

❶ 衝撃波の特質

　衝撃波とは，音速を超えて伝わる圧力の波で，音響学的特性（音響インピーダンス）が異なる境界でエネルギーを放出する特徴がある．衝撃波は，持続時間が約4 μsecの短い波長で，「圧力振幅の急峻な上昇」後，速やかに陰圧に移行する間欠的な圧力波を呈し，圧縮力を発生させる（図6-1）[1]．

　体外の水中内で人工的に発生させた衝撃波は，生体内では音響インピーダンスの近い脂肪組織や筋肉内を通過し，音響インピーダンスの大きく異なる尿路結石との境界部で反射・屈折し大きなエネルギーを放出する（表6-1）．

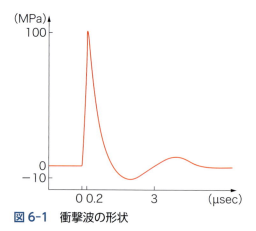

図6-1　衝撃波の形状

❷ 衝撃波発生装置

　衝撃波発生装置には，① 水中放電方式，② 圧電方式（ピエゾ式），③ 電磁誘導方式の3つがあり，それぞれにエネルギーのピーク圧や焦点領域が異なる（図6-2）．現在では電磁誘導方式の装置が主流になっている．

表 6-1 組織別の音響インピーダンス

媒体	音速(m/sec)	密度(kg/m³)	音響インピーダンス (10^5 kg/m²/sec)
空気	340	1.29	0.0004
水	1,492	998	1.49
脂肪	1,476	928	1.37
筋肉	1,630	1,060	1.72
腎	1,570	1,040	1.63
肺	650〜1,160	400	0.26〜0.46
骨	4,100	1,800	7.38
尿路結石	4,000〜6,000	1,900〜2,400	5.6〜14.4

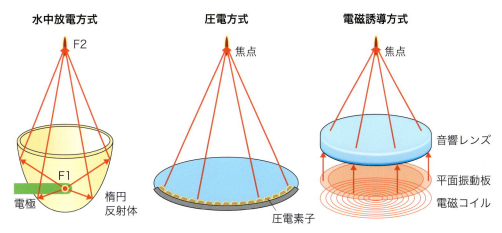

	焦点領域	ピーク圧	破砕効果	疼痛
水中放電方式	広い	高い	高い	大
圧電方式（ピエゾ式）	狭い	高い	低い	小
電磁誘導方式	広い	低い	中程度	小

図 6-2 衝撃波発生装置の特性

1) 水中放電方式

　第一世代である HM-3 などが代表で，スパーク光源（F1）において発生させた衝撃波を，楕円反射体にて反射させ，もう1つの焦点（F2）に集束させる．スパークを発生させる電極は摩耗するため交換が必要である．エネルギーを「点」で発生させて集束させるため，破砕効果が高い．

2) 圧電方式（ピエゾ式）

　半円球状の内面に圧電素子を配置し，電圧を加えることにより衝撃波を発生させる．

3) 電磁誘導方式

　電磁コイルに通電して磁場を発生させ，この磁力により水中で金属円盤を振動させて衝撃波を発生させる．衝撃波は，音響レンズによって1点に集束され，圧力波となる．

❸ 衝撃波による砕石メカニズム

体内の脂肪や筋肉の音響インピーダンスは水と近く，衝撃波は減衰することなく通過する．その後，音響インピーダンスの異なる尿路結石と衝突し，エネルギーを放出する．結石との境界部において生じる，①引張応力（ホプキンソン効果），②剪断力，③準静的圧潰，④気泡化（キャビテーション）の効果により砕石される（図6-3）．

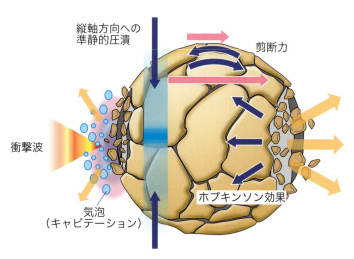

図6-3 衝撃波による砕石メカニズム

1) 引張応力（ホプキンソン効果）

衝撃波が結石に到達すると，反射する衝撃波により，引張応力が作用する．これにより結石はいったん圧縮され，直ちに膨張することでその内部にひび割れが生じる．結石内部へと進んだ衝撃波は，反対側の空気との境界で反射し，引張応力が生じ，結石表面をクレーター状に破砕する．

2) 剪断力

結石内外を衝撃波が通過する速度は異なる．結石内は衝撃波の速度が速く，結石外の組織内は衝撃波の速度が遅いため，前後方向へずれることにより，ねじれの力を生む．特に層構造の結石は剪断力に弱く破砕される．

3) 準静的圧潰

剪断力と同様に，結石内外の衝撃波の進む速度の違いにより，縦軸方向への圧潰が起こる．

4) 気泡化（キャビテーション）

キャビテーションは，結石周囲の尿中で発生する小さな気泡で，衝撃波が結石を通過したあとに発生する．その後急速に肥大し，次の衝撃波が通過する際に崩壊する．気泡が結石表面の付近で崩壊すると，高いエネルギーをもったマイクロジェットが発生し，結石表面を侵食する．

❹ 焦点サイズと焦点距離

集束した衝撃波が結石に到達すると高い砕石効果を示す．一方，衝撃波が集束する焦点に結石を誘導できなければ，治療効果は低下し，周囲の組織障害は大きくなる．そのため，破砕効果を左右する衝撃波の焦点サイズと焦点距離を把握することが重要となる．焦点の形状は衝撃波の軸に沿った楕円形で，焦点サイズは図6-4のようにSWL機器によって違いがある．一般的に小さな焦点サイズは高い砕石エネルギーを発生させる．また機器の焦点距離を超えるSSD(skin to stone distance)の場合は，治療効果が減弱する．

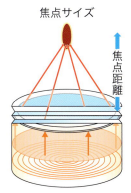

メーカー	Dornier			すみれ医療	EDAP TMS		DiREX	
機種名	Gemini	Delta II	Delta III	モデュリスSLX-F2	Sonolith i-sys	Sonolith i-move	Duet Magna	Integra
焦点距離(cm)	17	15	17	18	17	16	14	16
焦点サイズ(mm)	5×63	8×107	6×60	9×50	3×16	3.5×35	12×50	6×50

図 6-4 各砕石装置の焦点サイズと焦点距離

2 SWLの治療適応

URSと比較して，部位・大きさにかかわらず治療の確実性が低くなる．また，砕石片が排石されるには尿路の解剖学的異常がないことも重要である．そのため，治療適応を知り，砕石や排石の可能性を予測する必要がある．

❶ ガイドラインにおける治療適応

本邦では2023年に『尿路結石症診療ガイドライン(第3版)』が作成されている．一方，EAUのガイドラインは毎年改訂されている．他項でも説明しているように，内視鏡治療の適応は拡大しているため，SWLにおいても時代に沿った治療選択が必要である．詳細は「第4章 画像診断と治療戦略」を参照(➡26頁).

1) 腎結石

本邦のガイドライン(2023年)では，長径10 mm未満の腎結石に対してはSWLまたはURSが第一選択となっている．10～20 mm大の腎結石に対しては，内視鏡治療が第一選択で，SWLは第二選択である．下腎杯結石の場合，後述する腎盂・腎杯の解剖学的特徴によっては，SWLの治療成績は低下する．

2024年のEAUガイドラインもほぼ同様の治療アルゴリズムになっているが，長径10～20 mmの下腎杯結石ではunfavourable factorの有無により内視鏡治療かSWLが選択される．

2) 尿管結石

本邦のガイドライン(2023)では，EAUのガイドライン(2024)と同様に，結石の位置にかかわらず，結石サイズにより治療の第一選択が異なっている．URSの治療成績の向上に伴い，長径10 mm未満ではSWLまたはURSが，長径10 mm以上ではURSが治療の第一選択とされている．

❷ 治療にかかわる因子

結石サイズや部位以外にも，治療の成功にかかわる因子は報告されている．実臨床では，以下の要素も含めた治療適応を考えることが重要である．

- SSD(skin to stone distance)
- MSD(mean stone density)
- 腎盂・腎杯の解剖学的因子
- 尿管嵌頓結石

1) SSD

SSDは，皮膚と結石との距離を示したものである．衝撃波は結石に到達する前に体内にて減衰するため，体表から結石までの距離が短いほど治療効果は高い[2]．単純CT横断像を用いて結石の中心から皮膚までの距離を，0°(水平)，90°(垂直)，45°の3方向で測定し，その平均を算出する(図6-5)．SSDが10 cmを超えると治療成績が低下すると報告されており，前述のようにそれぞれの機器の焦点距離や焦点サイズを参考にする必要がある．

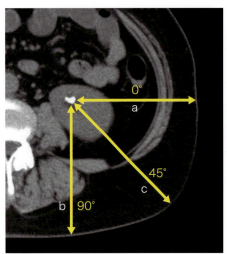

$$SSD = \frac{(a+b+c)}{3}$$

単純CT(横断像)

図6-5　SSDの計測方法

2) MSD

結石硬度の指標として，単純CTによる結石の平均CT値であるMSDが用いられる(図6-6)．MSDが1,000 HUを超える症例は，治療成功率が低下する[3]．

また，CT値の標準偏差であるSHI(stone heterogeneity index)は，より治療効果を予

測するものとして近年注目されている[4]．SHI は結石内部での CT 値のばらつき（不均一性）を示す数値である．SHI 高値は，結石の均一性が低いことを示し，衝撃波により破砕されやすいことを示唆する．さらに，より正確に結石内部の不均一性を評価するものとして，変動係数(variation coefficient of stone density：VCSD)が用いられている[5]．

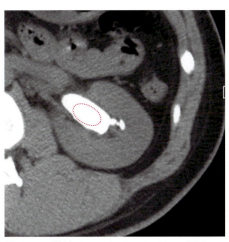

図 6-6　単純 CT における MSD の測定
MSD：平均 CT 値（結石硬度）．
SHI：標準偏差（内部不均一性）．
VCSD：変動係数〔(SHI/MSD)×100〕．

3) 腎盂・腎杯の解剖学的因子

　SWL では，砕石片が腎杯から排石されなければ，腎杯に残り再発結石の原因となる．そのため，治療前に画像診断にて尿路の解剖学的異常の有無を確認する．

　また，下腎杯結石においては，結石が自然排石するための解剖学的条件として，① 下腎杯の漏斗部の径(infundibular width：IW)，② 漏斗部の長さ(infundibular length：IL)，③ 下腎杯の軸と腎盂軸の角度(infundibulopelvic angle：IPA)を考慮しなければならない（図 6-7）．

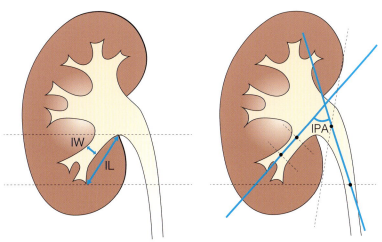

図 6-7　SWL の治療成功にかかわる腎盂・腎杯の解剖学的因子
IW：下腎杯の漏斗部の径，IL：漏斗部の長さ，IPA：下腎杯の軸と腎盂軸の角度．

SWLにおいては，IWが狭く(5 mm以下)，ILが長く(30 mm以上)，IPAが急峻(70°未満)であることが，治療成績不良となる因子と報告されている[6,7].

4) 尿管嵌頓結石

尿管嵌頓結石(図6-8)は，「同部位に長期間とどまっている尿管結石」を示し，SWL抵抗性とされている．結石が尿管に嵌頓することで，結石介在部の尿管に慢性炎症や尿管上皮の肥厚が起こり，尿管粘膜の浮腫やポリープの形成，粘膜と結石との固着につながると考えられている．尿管嵌頓結石を予測し，内視鏡治療を選択することが重要である．現在までに，尿管嵌頓結石を予測する因子として，結石介在期間，水腎グレード，尿管壁の肥厚の指標とされるureteral wall thickness(UWT)が報告されている．特にUWTが3.55 mmを超える症例は，SWLの治療成功率が低下する要因とされている[8].

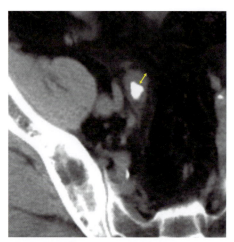

図6-8　尿管嵌頓結石のCT画像
矢印：UWT(尿管壁の肥厚).

3　SWLの実際

SWLは，術者が技術トレーニングを受けることで，治療成功率が向上すると報告されている．つまり，砕石効果を向上させる以下の要因を知ることが大切である．

- ポジショニング
- 結石の照準方法
- カップリング
- 衝撃波の設定
- 疼痛コントロール

❶ ポジショニング

　SWLは1時間弱の治療となるが，術中に体が動くことで，衝撃波が収束する焦点から結石が外れてしまう．そのため，長時間体位が保持できるように，枕・膝下枕・アームレストによる体位の安定が求められ，抑制ベルトの使用が推奨されている．抑制ベルトは，①無意識な体位変動の予防，②身体を治療ヘッド（クッション）に押し付けることによるSSDの短縮，③深い呼吸に伴う結石の移動を抑制し，治療効果を上げると報告されている[9]．

　次いで，結石部位や腸骨との干渉を考慮しながら，ポジショニング（仰臥位，腹臥位）を決定する．腸骨による衝撃波の減衰を避けるため，KUBやCTで衝撃波の入射方向をあらかじめイメージし，三角マットを用いて調節する．一般的には図6-9の①～③を目安に，ポジショニングを決定する．最近では，治療ヘッドが回転し，結石部位にかかわらず仰臥位での治療が可能となってきている．以下に，結石部位ごとのポジショニングを記載する．

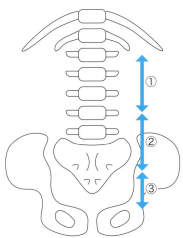

図6-9　結石部位ごとのポジショニングの決定
① 腎結石～上部尿管結石(L3まで)，② 上部尿管結石(L4～L5)・中部尿管結石，③ 下部尿管結石．

1) 腎結石～上部尿管結石(L3まで)

a) 腎結石(R2)

　背側からの照射が基本である．馬蹄腎に伴う下腎杯結石に対しては，背側からはSSDが長くなるため，腹側からの照射となる．骨盤腎の場合も，腸骨が干渉するため，腹側からの砕石となる（図6-10a）．

b) 腎結石(R3)

　腎盂尿管移行部の結石の場合，腎臓へのダメージを軽減するため，三角マットを使用して真後ろから衝撃波が入射するように工夫する（図6-10b）．

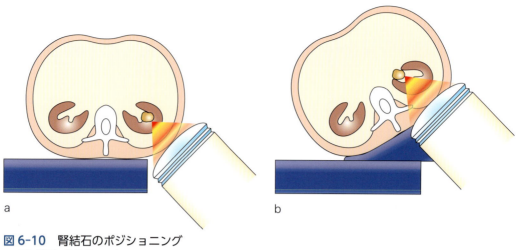

図 6-10　腎結石のポジショニング
a：R2 結石．仰臥位，三角マットなし．
b：R3 結石．仰臥位，三角マットあり．

c) 上部尿管結石（L3 まで）

背側からの照射となる．クッション圧により結石は内側へ変位し，衝撃波の照射経路に横突起が入ることがある．横突起による衝撃波の減衰を避けるため，治療ヘッドの逆側に三角マットを置き，斜位をとるほうが効果的である（図6-11）．また，衝撃波が腸骨で減衰する場合は，テーブルの長軸に対して患者を斜めにすることで衝撃波の入射を調整する．

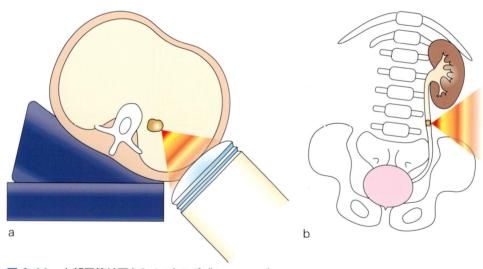

図 6-11　上部尿管結石（L3 まで）のポジショニング
a：仰臥位，治療ヘッドの逆側に三角マットあり．
b：腸骨での減衰を避けるように，体の軸を傾ける．

2) 上部尿管結石（L4〜L5），中部尿管結石

腸骨による減衰を避けるため，三角マットを治療ヘッドの逆側にセッティングして，腹側からの照射となる（図6-12a）．治療ヘッドが斜め下に配置される機種の場合は，三角マットを用いた腹臥位＋斜位とする（図6-12b）．腸管内のガスによる減衰を避けるため，クッション圧は高めに設定する．

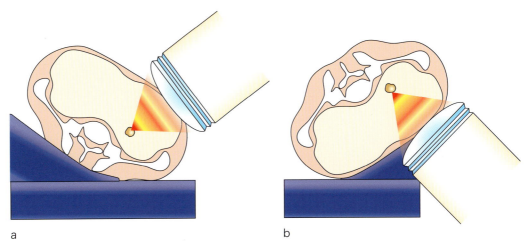

図 6-12 上部尿管結石(L4〜L5)，中部尿管結石(U2)のポジショニング
a：仰臥位，三角マットあり，高クッション圧．
b：治療ヘッドが斜め下に配置される機種の場合は高クッション圧の三角マットを用いた腹臥位＋斜位とする．

3) 下部尿管結石

　結石が大腿骨頭より尾側に位置する場合は，背側(殿部)からの照射が効果的である．この場合，骨盤骨により衝撃波が減衰するため，三角マットを用いて骨盤骨を避けることがポイントである(図6-13)．これにより腹側からの照射と比較してSSDが短縮し，腸管ガスの影響も減少させることが可能となる．

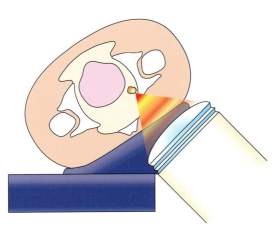

図 6-13 下部尿管結石のポジショニング
仰臥位，三角マットあり，高クッション圧．

❷ 結石の照準方法

　結石が腎臓に近い場合は，呼吸により結石の位置が移動する．治療効率を上げるには結石が常に衝撃波の焦点に入っていることが重要であり，呼気時に衝撃波が当たるように設定する．結石の照準手段は，X線透視ガイドを基本として，超音波ガイドを併用する方法がある．

　X線での照準は，X-Y軸で確認後，Z軸で焦点深度を合わせる．前述のとおり，SSDが焦点深度を超える場合は，破砕効率が低下するため，術前にSSDをあらかじめ把握しておく必要がある．X線陰性結石の場合，X線透視ガイド下では焦点を合わせることが難し

く，経静脈性もしくは逆行性腎盂尿管造影を併用し結石位置を確認する．

　超音波ガイドを併用する際には，音響効果を伴う高エコー像に照準を合わせる．リアルタイムに結石の破砕効果が確認でき，X線透視の使用頻度を減少させ，破砕効率も向上する．

　肥満患者では，軟部組織でのX線減衰により結石の描出が不良となるため，超音波ガイドの併用が効果的である．また，SSDが長く焦点深度を超える際には，腹部を圧迫し患者背側から治療ヘッドを当てることでSSDを短縮させる工夫や，blast path technique が有効である(図6-14)[10]．

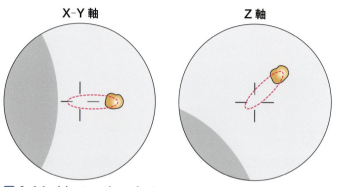

図 6-14　blast path technique
ウォータークッションの表面に対し垂直軸で楕円形に延びる衝撃波集束形状内に結石を合わせる．

❸ カップリング

　治療ヘッドから出た衝撃波は，水と音響インピーダンスの近い皮膚，筋肉，脂肪組織ではほぼ減衰せずに通過して結石に到達する．一方，音響インピーダンスが大きく異なる空気中では衝撃波のエネルギーが減衰する．つまり治療ヘッドと皮膚の間に入った空気(気泡)を除去しないと効率よく衝撃波が伝わらず，また皮下血腫の原因ともなるとされている．

　気泡を防ぐには，治療ヘッドと皮膚の間に潤滑ゼリーを十分用いること，また治療中に照射を一時中断し皮膚と治療ヘッドの間に手を入れ，気泡を除去することが必要である(図6-15)．

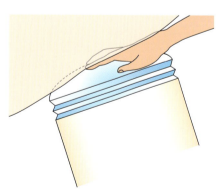

図 6-15　気泡の除去

④ 衝撃波の設定

衝撃波のパルス設定や強度設定は，治療成功率や合併症の発生に関係すると報告されている．

1) パルス設定

衝撃波のパルス数は60発/分が推奨され，それよりも上げると，砕石効果が下がるだけではなく，腎被膜下血腫や腎障害のリスクが上昇する[11]．前述したように，衝撃波が結石を通過する際に，キャビテーション（気泡）が発生する．その消失には約1秒かかり，気泡が消失する前に次の衝撃波が到達すると，衝撃波のエネルギーが消耗され，砕石効果が低下する．

2) 強度設定

SWLを低い強度設定で開始し，出力を段階的に上昇させることをslow ramping法という．slow ramping法は，腎の脈管攣縮に伴う腎障害を防ぐとされている．同時に，治療効率を上昇させることが，動物実験や前向きランダム化比較試験で証明されている[12, 13]．表6-2に，Gemini（Dornier社）のslow ramping法を示す．

表6-2 Gemini（Dornier社）のslow ramping法

腎結石の場合（Power 1〜3）	尿管結石の場合（Power 1〜5）
1〜200発まではPower 1 201〜500発まではPower 2 501発以上はPower 3 最大3,000発	1〜200発まではPower 1 201〜500発まではPower 2 501〜1,000発まではPower 3 1,001〜1,500発まではPower 4 1,501発以上はPower 5 最大4,000発

⑤ 疼痛コントロール

治療中の痛みは，不要な体動や頻呼吸につながる．そのため，術中の疼痛を適切にコントロールし，適宜休憩を入れることは，治療成功率の向上につながる[14]．

4 SWLの主な合併症

① 早期合併症

URSやPCNLと比較すると合併症の頻度は少ないものの，腎被膜下血腫やstone streetなど，早急な対応が必要なものもある．

1) 腎被膜下血腫

無症状性被膜下血腫の発生率は4〜19％，症候性は1％未満と報告されている[15]．衝撃波による腎被膜の太い血管の損傷により惹起される．軽度な血腫ではほとんど無症状であ

るが，高度になると腰痛，腹痛，発熱を認める(図6-16)．血圧低下や貧血の進行を認める場合は，輸血や塞栓術が必要となる．

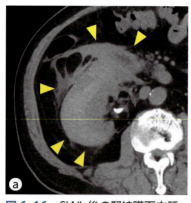 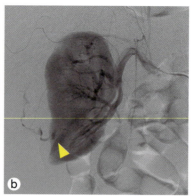

図6-16　SWL後の腎被膜下血腫
a：CT画像．矢頭：被膜下血腫の広がり．
b：血管造影画像．葉間動脈からの造影剤の漏出を認めた(矢頭)．

術中の血圧や疼痛のコントロールとともに，前述したように適切なパルス設定や強度設定を守ることが腎被膜下血腫の予防として重要である．

2) stone street

破砕された細かな砕石片による尿管の閉塞状態であり，海外ではSteinstrasseといわれている．発生頻度は4〜7%であり，主な要因は結石サイズとされている[16,17]．積極的な適応からは外れるが，20 mmを超える結石に対しては，SWLの前に尿管ステントを挿入することで，stone streetを予防できると報告されている．

❷ 晩期合併症
1) 高血圧

SWLによる血管傷害の結果，腎血流量や糸球体濾過機能が低下し，腎虚血，腎実質の喪失になり高血圧につながる可能性がある．しかし，現在ではその仮説を支持する証拠はなく，因果関係は乏しいとされている[18,19]．

[文献]

1) Chaussy C, Tailly G, Forssmann B, et al.：Extracorporeal Shock Wave Lithotripsy in a Nutshell (4th edition). p14, Dornier MedTech Europe GmbH, 2014

2) Torricelli FCM, Monga M, Yamauchi FI, et al.：Renal Stone Features Are More Important Than Renal Anatomy to Predict Shock Wave Lithotripsy Outcomes: Results from a Prospective Study with CT Follow-Up. J Endourol 34：63-67, 2020

3) El-Nahas AR, El-Assmy AM, Mansour O, et al.：A prospective multivariate analysis of factors predicting stone disintegration by extracorporeal shock wave lithotripsy: the value of high-resolution noncontrast computed tomography. Eur Urol 51：1688-1694, 2007

4) Lee JY, Kim JH, Kang DH, et al.：Stone heterogeneity index as the standard deviation of Hounsfield units: A novel predictor for shock-wave lithotripsy outcomes in ureter calculi. Sci Rep 6：23988, 2016

5) Yamashita S, Kohjimoto Y, Iguchi T, et al.：Variation Coefficient of Stone Density: A Novel Predictor of the

Outcome of Extracorporeal Shockwave Lithotripsy. J Endourol 31：384-390, 2017

6) Gupta NP, Singh DV, Hemal AK, et al.：Infundibulopelvic anatomy and clearance of inferior caliceal calculi with shock wave lithotripsy. J Urol 163：24-27, 2000

7) Torricelli FC, Marchini GS, Yamauchi FI, et al.：Impact of renal anatomy on shock wave lithotripsy outcomes for lower pole kidney stones: results of a prospective multifactorial analysis controlled by computerized tomography. J Urol 193：2002-2007, 2015

8) Sarica K, Kafkasli A, Yazici Ö, et al.：Ureteral wall thickness at the impacted ureteral stone site: a critical predictor for success rates after SWL. Urolithiasis 43：83-88, 2015

9) Hara N, Koike H, Bilim V, et al.：Efficacy of extracorporeal shockwave lithotripsy with patients rotated supine or rotated prone for treating ureteral stones: a case-control study. J Endourol 20：170-174, 2006

10) Mezentsev VA：Extracorporeal shock wave lithotripsy in the treatment of renal pelvicalyceal stones in morbidly obese patients. Int Braz J Urol 31：105-110, 2005

11) Pace KT, Ghiculete D, Harju M, et al.：Shock wave lithotripsy at 60 or 120 shocks per minute: a randomized, double-blind trial. J Urol 174：595-599, 2005

12) Maloney ME, Marguet CG, Zhou Y, et al.：Progressive increase of lithotripter output produces better *in-vivo* stone comminution. J Endourol 20：603-606, 2006

13) Demirci D, Sofikerim M, Yalçin E, et al.：Comparison of conventional and step-wise shockwave lithotripsy in management of urinary calculi. J Endourol 21：1407-1410, 2007

14) Eichel L, Batzold P, Erturk E：Operator experience and adequate anesthesia improve treatment outcome with third-generation lithotripters. J Endourol 15：671-673, 2001

15) Dhar NB, Thornton J, Karafa MT, et al.：A multivariate analysis of risk factors associated with subcapsular hematoma formation following electromagnetic shock wave lithotripsy. J Urol 172：2271-2274, 2004

16) Sayed MA, el-Taher AM, Aboul-Ella HA, et al.：Steinstrasse after extracorporeal shockwave lithotripsy: aetiology, prevention and management. BJU Int 88：675-678, 2001

17) Madbouly K, Sheir KZ, Elsobky E, et al.：Risk factors for the formation of a steinstrasse after extracorporeal shock wave lithotripsy: a statistical model. J Urol 167：1239-1242, 2002

18) Lingeman JE, Woods JR, Toth PD：Blood pressure changes following extracorporeal shock wave lithotripsy and other forms of treatment for nephrolithiasis. JAMA 263：1789-1794, 1990

19) Yu C, Longfei L, Long W, et al.：A systematic review and meta-analysis of new onset hypertension after extracorporeal shock wave lithotripsy. Int Urol Nephrol 46：719-725, 2014

第7章 経尿道的尿路結石除去術（URS）

1 術前準備と患者体位

❶ 機器と人員の配置

手術室の作り（電源の位置，出入口）や大きさ，手術ベッドの位置を考慮し，モニター，レーザー，器械台，Ｃアームを配置する．この位置を一定にすることは，医師・スタッフの動きの効率化と教育につながる．またベッド，ストレッチャーの移動がスムーズになる動線も重要である．

1）機器の配置

手術中に術者が大きく動くような位置に機器を配置することは好ましくない．手を伸ばせば届く位置に必要な物を配置する．モニターの位置は術者の目線を考慮する．術者の目線より高い位置のモニターの場合，首が後屈するため，頸椎に負担がかかり術者の身体的負担が大きくなる．目線と同等の高さ，または少し見下げる位置に配置するのが望ましい．

2）人員の配置

看護師，技師，助手それぞれが責任をもって行動するように，術前から術後までの役割を明確にする．

機器と人員の配置例を図 7-1 に示す．

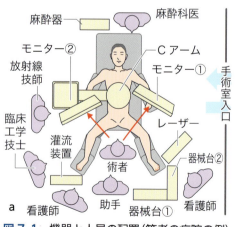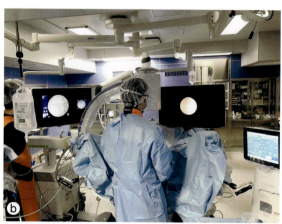

図 7-1　機器と人員の配置（筆者の病院の例）
a：機器と人員の配置．
b：モニターの高さ．術者の目線と同等〜少し下に配置する．

❷ 手術器具の準備とその配置

効率的に手術を行うために，開始時に必要とする器具とスタンバイしておく器具をスタッフと共有し，術前に準備しておく（表7-1）．手術器具の配置例を図7-2に示す．

表7-1 必要な手術器具

開始時に必要な器具
・清潔野を保つドレープ
・注射シリンジ（10, 20 mL）
・ガイドワイヤー（1〜2本）
・潤滑ゼリー
・造影剤
・生理食塩水
・コッヘルまたはペアン鉗子
・ガーゼ
・内視鏡用ライトケーブル
・内視鏡用カメラヘッド
・生食灌流チューブ
・半硬性尿管鏡または硬性膀胱鏡
スタンバイしておく器具
・軟性腎盂尿管鏡
・レーザーファイバー（200, 365 μm）
・抽石用バスケット鉗子
・尿管ステント
・尿道バルーンカテーテル

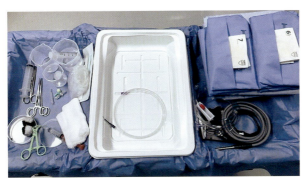
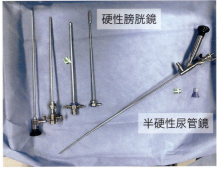

図7-2 開始時に必要な手術器具の配置例

❸ 患者体位

URSは一般的に砕石位で施行される．良肢位とは大きく異なるため，体位作成には注意する．

1）股関節と膝関節

良肢位は股関節では屈曲15〜30°，膝関節では屈曲10°とされている．砕石位では，神経障害を起こさないように股関節は屈曲40°以内，膝関節は屈曲60°以内におさめるのが望ましい（図7-3）．足の開きは手術操作に支障がない最小限の角度にとどめる（120°以内）．

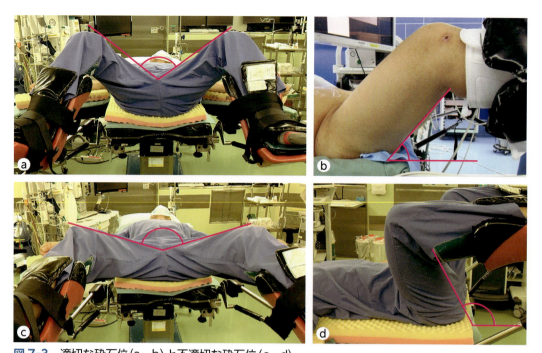

図 7-3 適切な砕石位（a, b）と不適切な砕石位（c, d）
足の開きは 90〜120°（a），股関節の屈曲は 40°以内（b）におさめる．過度に足を開いたり（c），過度に股関節を屈曲させる（d）のは適切でない．

2）レビテーターの注意点

下腿をレビテーター（両支脚器）に載せるときには，神経障害と深部静脈血栓症，コンパートメント症候群を予防するために以下の点に注意する（図7-4）．
① かかとがきっちりと載る傾きにレビテーターを調整する
② ふくらはぎがレビテーターの端に直接当たらないように空間を作る

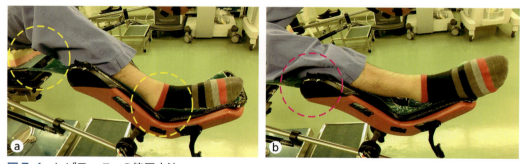

図 7-4 レビテーターの使用方法
a：適切なポジション．かかとが浮かないように屈曲部位に合わせて，ふくらはぎとレビテーターの端の間に空間を作る．
b：不適切なポジション．ふくらはぎがレビテーターの端に当たっている．

2 治療手技

URS の手技は一連の決まった流れをもつことが大切である．rURS と fURS からなり，結石部位や解剖により臨機応変に選択していく．結石部位ごとの基本的な手技の選択は以下のとおりである（図7-5）．

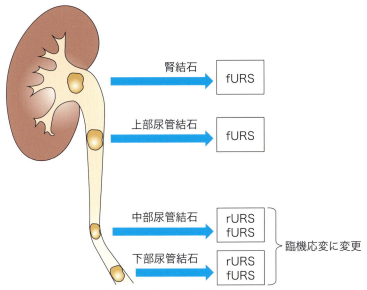

図7-5 結石部位ごとのアプローチ手段

- 腎結石：fURS
- 上部尿管結石：fURS
- 中部尿管結石：解剖・介在部の状況によって臨機応変に変更する
- 下部尿管結石：rURS＞＞fURS

rURSとfURSのいずれも大切な手技であるため、実際の手術の流れに合わせて説明していく．

❶ 麻酔

全身麻酔，または部位（下部尿管結石など）によっては腰椎麻酔（硬膜外麻酔併用）が選択される．

❷ 半硬性尿管鏡による治療（rURS）

［手術の概要］
① 経尿道的に尿道・膀胱内観察
② 患側尿管口へのガイドワイヤー（GW）の挿入
③ 半硬性尿管鏡の尿管への挿入
④ 結石の砕石と抽石
⑤ 尿管と腎盂の観察
⑥ 尿管ステント留置

それぞれについて詳細を示す．

1）膀胱鏡または半硬性尿管鏡による尿道・膀胱内観察

膀胱鏡または半硬性尿管鏡を挿入後，膀胱内全体を観察し左右尿管口，膀胱腫瘍などの有無を確認する．

男性の尿道に半硬性尿管鏡を挿入する場合は内視鏡先端がぶれるため，以下の点に注意する．
① 半硬性尿管鏡先端を2点ではなく，3点以上で固定する(図7-6)．
② 半硬性尿管鏡先端の向きをペニスを持った手で誘導し，反対の手で半硬性尿管鏡を進める．

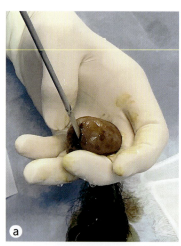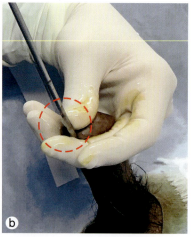

図7-6 男性の尿道に半硬性尿管鏡を挿入するときのポイント
a：不適切な方法．尿道を牽引し，中指と薬指の2点で半硬性尿管鏡を固定．
b：推奨方法．尿道を牽引し，中指と薬指と親指の3点で半硬性尿管鏡を固定．

2) 患側尿管口へのガイドワイヤーの挿入

　GWはストレートタイプのPTFEコーティングを用いる場合が多い．挿入は盲目的な操作のためX線透視下で挿入し，手元に伝わる抵抗に注意する．結石介在部でGWが粘膜下迷入する場合があるので，抵抗を感じる際は無理な挿入は避け半硬性尿管鏡による直視下での挿入を心がける．

　GWはセーフティGW(安全のために尿管内に留置する)とワーキングGW(半硬性鏡を尿管内に進めるために用いる)の役目がある．EAUガイドラインでは安全のためにセーフティGWの留置が推奨されているが，良好な視野が得られ，結石の視認性がよい場合は，必ずしも必要ではない．

3) 半硬性尿管鏡の尿管への挿入

　先端6〜6.5 Frの半硬性尿管鏡を原則とし，時に細径の4.5 Frを用いる．半硬性尿管鏡を尿管口へ挿入する際は，基本的にGWを用いて挿入する．その方法として，①おじぎ法，②回転法，③2ワイヤー法(railway technique)がある(図7-7)．半硬性尿管鏡の先端12時方向は砲台型で突出しているため，その先端の形態を意識する．尿管鏡検査の際にGWによる不要な出血を避けるために，GWを用いずに直接尿管口に半硬性尿管鏡を挿入する方法がある(non-touch technique)．いずれの方法も尿管内腔の真ん中をとらえるようにゆっくりと壁内尿管に挿入していくことが大切である．尿管口から壁内尿管を通過したあとは，結石介在部まで尿管内腔の真ん中をとらえながら進める．半硬性尿管鏡の挿入や

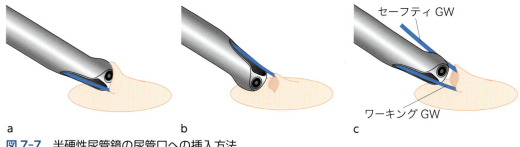

図 7-7　半硬性尿管鏡の尿管口への挿入方法
a：おじぎ法，b：回転法，c：2ワイヤー法

抜去時の手元に伝わる抵抗を感覚的にとらえ，尿管粘膜の状態を視認する．抵抗が強く粘膜が白い場合は，尿管が虚血しているサインであり尿管損傷に注意する．

4）結石の砕石と抽石

半硬性尿管鏡で結石介在部まで到達したら，まず介在部の所見をとり状況を把握する．同部の粘膜浮腫の有無，ポリープの有無，そして結石をまっすぐ視認できるかなどを確認する．半硬性尿管鏡の操作は直線的な前後操作と回転操作であり，これらの操作を協調させながら治療を行う．

a）ホルミウムヤグ（Ho：YAG）レーザーによる砕石方法

レーザーのセッティング

200〜365 μm のレーザーファイバーを用いる．尿管鏡先端から出すレーザーの距離は内視鏡モニター画面の 1/4 程度（safety distance）が適当である[1]．尿管鏡の先端からファイバーを約 3 mm 以上出すことにより，レーザー照射により発生した衝撃波（レーザーバブル）から尿管鏡先端の破損を回避することができるとされる．この 3 mm は内視鏡画像において，レーザーの先端が約 1/4 出た状態にあたる（➡ 67 頁参照）．

尿管結石砕石時に用いるレーザーセッティングは，低出力（low J）×低周波数（low Hz）がよい．具体的には 0.6〜1.0 J×5〜10 Hz である．rURS では灌流液がうっ滞するため熱損傷（thermal injury）のリスクが高い．特に上部尿管結石に対しての rURS では，術後尿管狭窄の原因となるため避けたほうがよい．高出力（high J）では，レーザー照射による尿管および尿管周囲への直接的な熱損傷と，生理食塩水の急激な灌流温度の上昇に伴う間接的な熱損傷による尿管損傷のリスクが上がる．高周波数（high Hz）ではレーザーファイバーが頻繁に動き細かい砕石片が作成されるために，視野の確保が難しい．パルス幅は Long pulse mode，Short pulse mode，さらにパルス変調（pulse modulation）として MOSES™ technology（MOSES™ contact mode, MOSES™ distance mode）がある．レーザー照射に伴う直接的な熱損傷は Short＞Long＞MOSES™ contact mode の順で強く，生食灌流温度の上昇に伴う間接的な熱損傷は Long＞MOSES™ contact mode＞Short の順で強い．熱損傷を極力少なくする最適なセッティングは現時点では MOSES™ contact mode と思われる．ただし，良好な生食灌流は，温度上昇による間接的な熱損傷のリスクを軽減する．

砕石手順(図7-8)

① 結石の中心から砕石を開始
② 結石を粘膜から鈍的に剝離し,粘膜から結石を外す
③ 再び粘膜から離れている結石を砕石
④ ②～③を繰り返し結石を介在部から外す
⑤ 結石を腎側へプッシュバックさせ移動させる

　熱損傷や尿管穿孔を回避するために,結石の中心から砕石を開始する.結石を尿管粘膜から剝離するには,バスケット鉗子を用いる場合もあるが,内視鏡先端を用いて直視下に粘膜と結石の間を確認しながら剝離する方法もある(peeling away technique).レーザー砕石では,砕石片が視野の中心に蓄積するため結石本体が見えにくくなる.そのため適宜抽石したほうが砕石効率や手術効率が上がる.結石介在部での治療は極力避け,結石が腎側に移動した場合は,積極的にfURSを行う.筆者らは,rURSではプッシュバック防止カテーテルは用いていない.

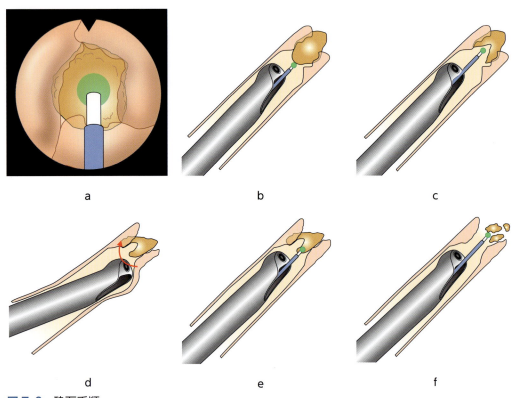

図7-8　砕石手順
a～c:結石の中心から砕石を開始.
d:結石を粘膜から剝離(peeling away technique).
e:再び粘膜から離れている結石を砕石.
f:結石を介在部から外す.

b) 抽石方法(図7-9)

① バスケット鉗子を用いて目の前にある小さな砕石片から抽石する
② 結石は長径で持つことを意識する
③ 一度にたくさんの砕石片を把持しない
④ バスケットは大きく速く開かず,必要なだけゆっくり開ける
⑤ 半硬性尿管鏡の操作は尿管粘膜に対して愛護的に操作することを心がける

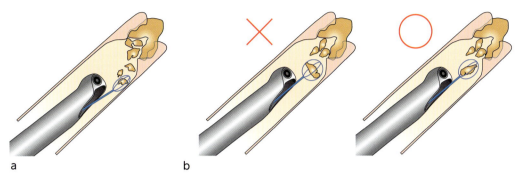

図7-9 抽石方法
a:手前の砕石片からゆっくり抽石する.
b:砕石片は結石長径で把持することを意識する.

　rURSではワーキングチャネルが大きいため,バスケット鉗子の先端の形状や硬さ,開閉操作の方向の違いを把握し,術者自身に合うタイプを使用する.抽石は手前の小さな砕石片から開始して尿管内腔を通過できる結石サイズを把握し,一度にたくさんの砕石片を把持しない.バスケット鉗子の開閉により介在部では容易に粘膜出血,粘膜損傷,穿孔を起こすことがあるため,必要なだけゆっくり開く.尿管鏡操作でバスケット鉗子を誘導し破砕片を把持する.助手ではなく,術者自身がバスケット鉗子の操作を行うほうが効率がよい(図7-10).

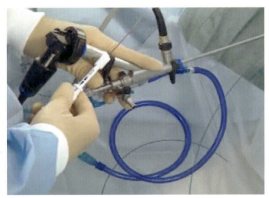

図7-10 術者自身によるバスケット鉗子の操作

5) 尿管と腎盂の観察

　尿管結石を砕石し抽石したら手術は終わりではない．大切なことは残石を"介在部"に決して残さないことである．介在部の残石は慢性炎症による晩期の尿管狭窄を引き起こす．そのため半硬性尿管鏡では，いったん腎側へ進めたのち，手前に引きながら介在部における残石の有無を注意深く観察する（"引き見"）（図7-11）．半硬性尿管鏡を進めながらの介在部の観察は，尿管の蛇行が引き起こされるため観察しにくい．また，腎盂にプッシュバックされた砕石片の確認のためfURSを行う（後述参照）．最後に，介在部以外の尿管の尿管損傷の有無を確認し尿管内にGWを残し，半硬性尿管鏡を尿管内から抜去する．

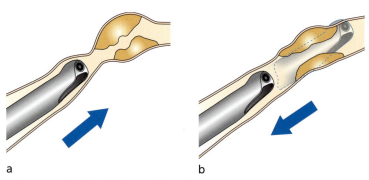

図7-11　半硬性尿管鏡での観察方法
a：押すと尿管がたわむ．
b：引くと尿管は直線化する（"引き見"）．

6) 尿管ステント留置

　多くの場合，尿管の安静，術後の閉塞性合併症の予防のために尿管ステントを留置する．術後の留置期間は1～2週間程度が一般的である．しかし，術後尿管ステント留置はステント関連症状による患者QOLの低下，発熱などのステント関連合併症の原因になるため，短期間（術後数時間～翌日）での抜去や，術後尿管ステントを入れない症例も増加している．尿管ステントは通常は膀胱鏡で抜去するが，ステント付属紐を用いることで患者QOLが改善したとの報告[2]がある．

❸ 軟性腎盂尿管鏡による治療 (fURS)

［手術の概要］
① 患者体位作成
② 経尿道的に尿道・膀胱内観察
③ 患側尿管口のGW挿入，半硬性尿管鏡の尿管腔への挿入
④ 半硬性尿管鏡による尿管の観察
⑤ 尿管アクセスシース（UAS）のサイズ選択
⑥ UASの挿入
⑦ 腎盂造影とUAS先端位置の決定
⑧ 軟性腎盂尿管鏡の挿入
⑨ 結石の砕石

⑩ 砕石片のバスケット鉗子による抽石
⑪ 尿管ステント留置

1〜3) 患者体位作成から半硬性尿管鏡の挿入

前項を参照(➡ 55 頁).

4) 半硬性尿管鏡による尿管の観察

　尿管口を通過したあとは下部尿管，中部尿管，上部尿管のすべてを上行しながら観察する．半硬性尿管鏡を引き抜く際には抵抗を感じながらゆっくりと抜去し，尿管断裂に注意する．観察時に大切なポイントを挙げる．

[観察のポイント]
① **尿管狭窄の有無**：狭窄は上部尿管に最も多いとされているため，可能な限り上部尿管まで観察する．
② **尿管内腔のサイズ**：尿管を通過するときの抵抗を感覚的に把握する．これによりその後に使用する UAS のサイズを決定する．
③ **尿管のやわらかさ**：視覚的・感覚的に尿管のやわらかさを確認する．これも UAS のサイズを決定することに影響する．
④ **尿管内の結石の有無**：結石が尿管内にある場合は先に砕石・抽石しておく．
⑤ **尿管粘膜の虚血の有無**：半硬性尿管鏡を挿入したのち引き抜くときに尿管粘膜が白く虚血していないかを確認する．これにより尿管内腔の窮屈さを視覚的に確認する．

5) 尿管アクセスシースのサイズ選択

　効率的な治療には適切な口径と長さの UAS の選択が必要である．
　半硬性尿管鏡の所見から口径選択を行う．不必要に太い口径の UAS を入れることは尿管損傷，尿管虚血の原因となり，避けるべきである．半硬性尿管鏡の最も通過性が悪い部位は上部尿管であることに注意する(**表 7-2**)[3]．

表 7-2 半硬性尿管鏡が入りにくい尿管の部位（術前ステントなし）

結石部位	非通過部位	非通過率(%)
腎結石	上部尿管	15.4
	中部尿管	9.3
	下部尿管	6.7

　半硬性尿管鏡の構造とその径(12 Fr)を利用し，その挿入時の尿管との抵抗から下部尿管径を推測し，使用する UAS の口径を選択する．半硬性尿管鏡 OES ELITE ウレテロレノスコープ(Olympus 社)は，先端が 7.8 Fr，シャフトが 12 Fr の構造を有し，先端が上部尿管に達する際に 12 Fr のシャフト部が下部尿管に挿入される(**図 7-12**)．尿管鏡に伝わる抵抗を術者が感じ，それを基に口径の選択を行う(**表 7-3**)．

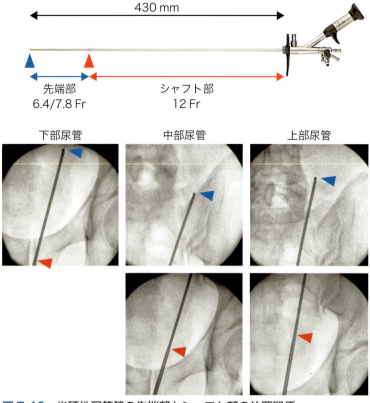

図 7-12 半硬性尿管鏡の先端部とシャフト部の位置関係
半硬性尿管鏡の先端部が上部尿管に進んだときに初めて，シャフト部（12 Fr）が下部尿管に挿入される．シャフト部を尿管内に挿入する際に感じる抵抗から，留置する UAS のサイズを決定する．

表 7-3 尿管アクセスシース（UAS）の口径選択

抵抗	尿管粘膜虚血	リフィリング*	UAS の口径
なし	なし	—	12/14 Fr
軽度	なし	—	11/13 Fr
	軽度	あり	10/12 Fr
高度	軽度	あり	9.5/11.5 Fr またはシースレス
	高度の白色所見	なし	尿管ステントを留置し治療は終了

* リフィリング：尿管粘膜の血流の再灌流．
*「抵抗」は半硬性尿管鏡の挿入時におけるもの．

　UAS 先端を上部尿管もしくは腎盂内に留置するのが一般的であり，先端位置により長さを選択する（表 7-4）．腎盂内への留置は，良好な灌流と低い腎盂内圧が得られる反面，以下の点に注意する（図 7-13）．

表7-4 尿管アクセスシース（UAS）の長さ選択

先端位置	性別	UASの長さ
腎盂	男性	45〜46 cm
	女性	35〜38 cm
上部尿管	男性	35〜38 cm
	女性	24〜28 cm

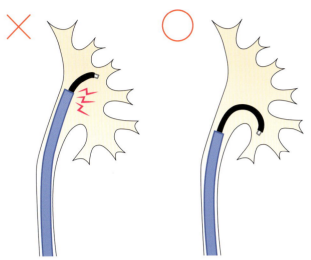

図7-13　尿管アクセスシースの位置と軟性尿管鏡外膜の損傷
UASが腎盂内に深く留置されると，屈曲した軟性尿管鏡がシースと接触し軟性尿管鏡の損傷を引き起こす（図左）．軟性尿管鏡の出し入れの際には必ず先端の直線化を保つ．また下腎杯へのアプローチ時にはUASを引き，軟性尿管鏡の屈曲操作の妨げとならないように注意する（図右）．

- 腎盂腎杯の拡張不良による視野確保の困難
- 下腎杯へのアクセスの制限
- 屈曲操作による軟性尿管鏡の損傷
- 外筒の先端による腎盂腎杯損傷（腎被膜下血腫の形成）

6）尿管アクセスシースの挿入

　UASの挿入は透視下でGWの直線化を確認して行う．GWの先端位置は腎盂程度に位置させ，挿入しすぎないよう心がける．GWを深く挿入すると腎乳頭の損傷による出血や，その後の腎盂内圧上昇による腎被膜下血腫の原因となる（図7-14）．

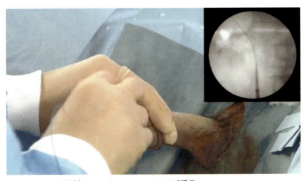

図7-14　尿管アクセスシースの挿入

7) 腎盂造影と尿管アクセスシース先端位置の決定

UAS 先端位置の決定で考慮するべき点は，① 結石までのアクセス性がよい，② 尿管の直線化が得られる，③ 生食灌流の排液効率がよい，の 3 つである．UAS 挿入後，内筒を外筒先端位置より抜いた状態で造影し，UAS 先端位置と腎盂形態を確認する．その際，UAS は吸気に合わせて尿管を伸ばすように少し引いた状態にすると尿管の直線化が得られやすい（図 7-15a）．しかし，すべての症例でこの環境が得られるわけではないため，状況によっては手術途中で UAS の位置を変更することも必要である．

UAS の位置が決まったら，先端が動かないように固定する（図 7-15b）．UAS の先端位置が変わると，一定した視野が得られないだけでなく，腎盂内圧が上昇することにも注意する．

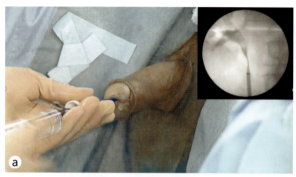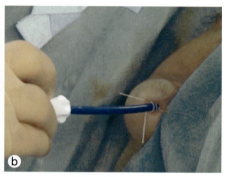

図 7-15　腎盂造影（a）と尿管アクセスシースの固定（b）

8) 軟性腎盂尿管鏡の挿入
a) 術野の展開と維持

fURS における適切な術野は，限られた空間内に必要な空間を展開し維持することで得られる．fURS の術野は生理食塩水の灌流によって作り出す．そのためには，① 生理食塩水の流れる道を作ること，② 一定した灌流量・圧を保つことが必要である．

軟性尿管鏡のワーキングチャネル内に何も入れない状態で腎盂内に先端を位置させ，自然灌流で生理食塩水を流して，UAS からの生食灌流の排液を確認する．生食灌流の排液がない場合，灌流圧が 100 cmH$_2$O 以上では腎盂内圧が 30〜40 cmH$_2$O を超える．この腎盂内圧では灌流液が腎内の血管・リンパ管へ逆流し周術期の有熱性の感染症のリスクが上がるため[4]，最初は 70 cmH$_2$O 程度から始め，術中に適宜ワーキングチャネルを通じて吸引し腎盂を減圧する．

生食灌流の排液が良好な場合は，腎盂内圧は 57〜75％低下するといわれている[5]．一方，腎盂腎杯拡張が不十分な場合には灌流圧を調節し術野を維持する．過度な腎盂腎杯拡張を得る必要はない．

術中は UAS からの生食灌流の排液の状態に留意し，腎盂内圧が術中の環境により変化することを意識する（図 7-16）．UAS と軟性尿管鏡の口径の関係でも腎盂内圧は異なる．例えば Flex-X^2（Karl Storz 社）と URF P6（Olympus 社）では，9.5 Fr の UAS 使用時の腎盂内圧は，前者が約 10 mmHg 高いとされる[6]．

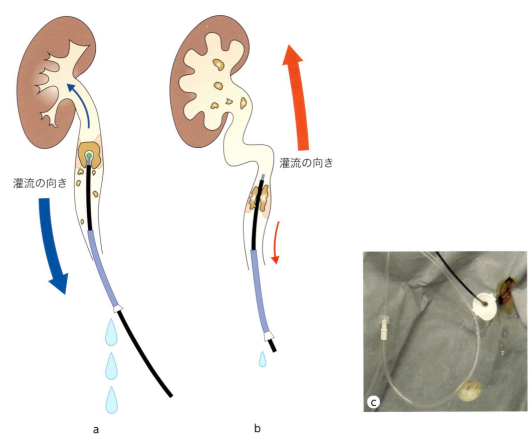

図 7-16 尿管結石砕石時の術中の腎盂内圧の変化
a：開始時は腎へ向かう生食灌流は結石により妨げられ，主に UAS 側に戻る．
b：結石が破砕され腎への交通性が得られると，生食灌流は腎盂へ向かい，シースへ戻る灌流は結石介在部で妨げられる．
c：アクセスシースからの灌流液の flowout

b) 腎盂腎杯の観察

　必要な腎盂腎杯拡張が得られたのち，すべての腎杯を観察し，腎盂腎杯の形態を感覚的・視覚的にとらえる．観察時には尿路粘膜に接触しないように操作する．視野不良やオリエンテーションがつかなくなった場合は，腎盂に戻るようにする．

9) 結石の砕石

　Ho：YAG レーザーを用いた fURS では，生理食塩水の灌流，軟性尿管鏡の屈曲性を考慮し 200〜272 μm のレーザーファイバーを使用する．

a) レーザーファイバーの軟性尿管鏡への挿入

　レーザーファイバーをセッティングする際は軟性尿管鏡を直線化し，可能な限り UAS 内で行う．軟性尿管鏡が屈曲している状態ではワーキングチャネル内腔の損傷につながる．

b) レーザーファイバー先端位置

　軟性尿管鏡からレーザーを出す適切な位置は，内視鏡モニター上の 1/4 の "safety distance" が適切である（図 7-17）．

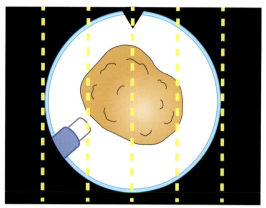

図 7-17 safety distance
レーザーバブルの影響を減らすため，ファイバーの先端を内視鏡モニター画面 1/4 まで挿入する．

c）腎結石に対するレーザーセッティング

レーザーセッティングは，①出力(J：ジュール)，②周波数(Hz：ヘルツ)，③幅(300〜1,500 μsec：マイクロセカンド)の3つを組み合わせて行う．尿管結石の場合(➡ 59 頁参照)と違い，抽石の有無によって以下のようにセッティングを変える．

砕石片の用語の定義を**表 7-5** に示す[7]．

表 7-5 砕石片の用語の定義

用語	定義
stone dust	自然に排石される砕石片． 砕石片の大きさ≦250 μm(40 cmH$_2$O で自然に流れ，かつ尿管鏡の 3.6 Fr のワーキングチャネルから吸引できる大きさ)[6]
stone fragment	バスケットでの抽石が必要な砕石片(大きさの定義はない)

抽石を目的とするセッティング (fragmenting)

① Short or Long pulse mode：0.6〜1.2 J×6〜10 Hz
② MOSES™ contact mode：0.6〜1.2 J×6〜10 Hz

レーザー照射をしても後方へ動かない大きな結石に対しては，Short pulse mode を用いるとよい．レーザー照射で結石が後方へ移動する場合は Long pulse mode や MOSES™ contact mode を使用するとよい(➡ 16 頁参照)．

抽石を目的としないセッティング (pop-dusting)

① Short or Long pulse mode：0.2〜0.6 J×60〜80 Hz
② MOSES™ contact mode：0.2〜0.6 J×60〜80 Hz

砕石片を塵状にし自然排石を期待する．最初から高周波数で砕石を行う場合と，最初は大きく砕石片を作り(fragmenting)，腎杯などの狭い空間に砕石片を集めて高周波数で砕石する2つの方法がある．筆者らは後者を推奨する．

> 抽石を目的としないセッティング（popcorning）

① Short pulse mode：0.8〜1.5 J×15〜40 Hz

砕石片同士をぶつけて小さく破砕する．結石は小さくなるが塵状までには至らない．硬い結石片同士では効果が限定的である．

10) 砕石片のバスケット鉗子による抽石

近年の砕石方法(dusting vs basketing)のランダム化比較試験の結果では最終的な結石除去率は有意差がないが，手術時間はbasketingのほうが有意に長かったと報告されている[8]．ただし，抽石技術が高い術者にとってはbasketingのほうが実際は術後早期の結石除去率が高く手術時間も短い．また，dustingの際も結石分析のための抽石が必要であり，その技術を磨くことも忘れてはならない．

抽石操作は，バスケット鉗子の使用方法により，一人抽石法と二人抽石法に分けられる．一人抽石法は尿管鏡操作主導で，二人抽石法はバスケット鉗子操作主導となる．バスケット鉗子操作主導の抽石では，抽石効率は悪く，大きく開閉された鉗子で尿路粘膜損傷をきたすリスクが高いことから，抽石操作は尿管鏡操作主導で行われるのが望ましい．

- **尿管鏡操作主導**：バスケット鉗子を最小限に開いた状態で尿管鏡を操作し，誘導された鉗子により結石片を捕捉する．
- **バスケット鉗子操作主導**：尿管鏡を結石部位で静止させ，鉗子を大きく開閉することにより結石片を捕捉する．

尿管鏡操作主導の4 wireバスケット鉗子を用いた抽石方法のコツは以下のとおりである．
- 砕石片は軽く保持する(バスケット鉗子の尿管内スタックを避ける)
- 小さい砕石片から1つずつ抽石する
- バスケット鉗子のワイヤーを砕石片の横からくぐらせ，砕石片を捕捉する
- 粘膜にバスケット鉗子を押し当てて抽石する
- 開いたバスケット鉗子を上からかぶせる

11) 尿管ステント留置

UASを挿入した症例では，一般的には尿管の安静，術後の閉塞性合併症の予防のために尿管ステント留置を行う．尿管ステント留置についてはrURSと同様である(➡ 62頁参照)．

3 周術期合併症

URS後の合併症発生率は一般的には9〜25%である．合併症の多くは軽症であるが，約1%未満で尿管断裂や尿管狭窄症といった重篤なものも経験する．

1) 砕石位に伴う合併症

a) 神経障害

多くが神経の圧迫障害，牽引障害である．

- 股関節高度挙上：坐骨神経障害
- 膝関節過屈曲：膝下神経障害
- レビテーターによる腓腹筋圧迫：膝下神経障害，腓骨神経障害

b) コンパートメント症候群

レビテーターによる長時間の腓腹筋圧迫に伴う下腿の血流障害により起こる．多くが4時間以上の手術で発症する．

c) 褥瘡

長時間の同部位の圧迫による血流障害で発症する．

2) 急性腎盂腎炎，敗血症，敗血症性ショック

5～18%の発生率で，そのうち2.4%が入院加療を必要とし，0.2%が死亡している[9]．

3) 尿管損傷，尿管穿孔，尿管断裂(部分断裂，全断裂)

術中の合併症発生率は，尿管損傷0.5～1.5%，尿管穿孔0.5～1.7%，尿管断裂0.06～0.59%であるが[10]，近年はUASの使用とともにその頻度が増加している．尿管損傷の程度を評価するためにグレード分類も報告されている(表7-6)[11]．

表7-6　fURS後の尿管損傷分類

損傷グレード	尿管鏡所見	発生率(%)
低グレード損傷		
グレード0	粘膜損傷なし	69.5
グレード1	粘膜損傷あり	16.4
高グレード損傷		
グレード2	粘膜損傷，かつ筋層損傷あり	11.2
グレード3	尿管穿孔(周囲脂肪組織の透見あり)	2.7
グレード4	尿管断裂	0

4) 尿管狭窄症

術後晩期合併症の1つである尿管狭窄症の発生率は0.2～24%で，近年は増加傾向である[12]．その原因は，治療因子としてUASの使用，Ho：YAGレーザーによる粘膜熱損傷，尿管穿孔，結石因子として2cm以上の大きな尿管結石，尿管嵌頓結石が挙げられる．症例によってはsilent obstruction(術後の症状のない水腎症)をきたすことから，術後定期的な画像検査が必要である．

5) 腎被膜下血腫

発生率は0.3%程度であるが，すべての症例で術後の血腫の有無を確認しているわけではないため実際にはもう少し頻度が高いと考えられる．その原因として，①腎杯の損傷，②高い腎盂内圧，③抗凝固薬の服用などが挙げられる[13]．そのため術後の背部痛を認めた場合は，腎被膜下血腫を念頭に置き画像診断を行う．

6) その他

a) retained URS

軟性尿管鏡が手術中に抜けなくなることをretained URSという．retained URSを引き起こさないためには，その原因を理解する．

[原因]
- 砕石片が軟性尿管鏡の脇に詰まる
- UASの先端に軟性尿管鏡が引っかかる
- 尿管内に存在する結石を越えて軟性尿管鏡を進める
- 尿管の細い箇所を無理やり押して通過させる
- 軟性尿管鏡の外膜がアコーディオン現象(図7-18)を起こす

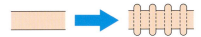

図7-18　アコーディオン現象
外膜が幾重にも重層すること

[対策]
- 砕石片を適宜抽石する
- 経皮的操作によって原因を見つけて解決する
- 軟性尿管鏡のシャフトを切断し，内部のワイヤーを分解する[14]
- 開腹手術により尿管を切開し軟性尿管鏡を取り出す

b) 術後疼痛

患側の腎部痛，下腹部痛，膀胱痛，尿道痛などを伴うことが多い．多くは自制内であり，鎮痛薬で対応が可能であるが，疼痛により患者のQOLが大きく低下することがある．

c) ステント関連症状

術後尿管ステント留置による膀胱刺激症状を認めることがある．具体的には頻尿，尿意切迫感，排尿時痛，安静時の膀胱痛，排尿時の腎部痛，肉眼的血尿である．患者のQOLが大きく低下する要因の1つである．また，術後尿管ステント留置が腎盂腎炎，敗血症を引き起こすこともあるため，できるだけ短期間の留置を心がける．

d) バスケット鉗子によるトラブル

砕石片を強く保持した状態でバスケット鉗子が尿管内に嵌り込むと，バスケット鉗子から砕石片を外すことが困難な場合がある．この状態に軟性尿管鏡を引き抜く操作が加わると，尿管断裂が発生するため，無理に引っ張らない．

[対策]

- 細径のレーザーファイバーをワーキングチャネルから挿入し，砕石片を破砕しバスケット鉗子から外す．
- バスケット鉗子を分解（または切断）して，軟性尿管鏡を抜去する．軟性尿管鏡を再挿入し，結石を砕石，もしくはバスケット鉗子のワイヤーをレーザーで切断する．術前に，使用するバスケット鉗子の分解方法についての理解が必要である．
- 2つのバスケット鉗子の分解方法を示す（図7-19, 20）．

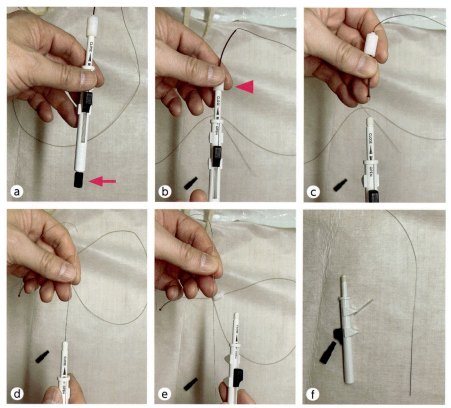

図7-19 バスケット鉗子の分解方法：NCircle® (Cook Medical 社) の場合
a：黒のパーツを回して外す（矢印）．
b：反対側の白のパーツを回して鞘から外す（矢頭）．
c：ワイヤーを引っ張り，鞘から引き離す．
d：さらに奥のワイヤーを引き抜く．
e：鞘からワイヤーが外れた状態．
f：すべて分解された状態．

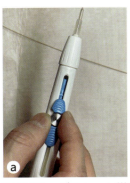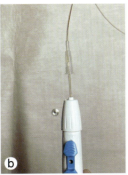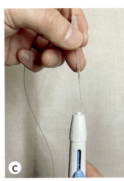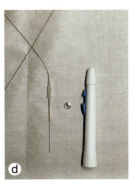

図 7-20 バスケット鉗子の分解方法：Dormia® No-Tip（Coloplast 社）の場合
a：金属のボタンを回し，取り外す．
b：透明なキャップを回して接続を外す．
c：ワイヤーを引っ張り，ハンドルから引き抜く．
d：分解された状態．

[文献]

1) Talso M, Emiliani E, Haddad M, et al.：Laser Fiber and Flexible Ureterorenoscopy：The Safety Distance Concept. J Endourol 30：1269-1274, 2016

2) Inoue T, Okada S, Hamamoto S, et al.：Impact of ureteric stent removal by string on patient's quality of life and on complications at post-ureteroscopy for urolithiasis: a controlled trial. BJU Int 124：314-320, 2019

3) Fuller TW, Rycyna KJ, Ayyash OM, et al.：Defining the Rate of Primary Ureteroscopic Failure in Unstented Patients：A Multi-Institutional Study. J Endourol 30：970-974, 2016

4) Rehman J, Monga M, Landman J, et al.：Characterization of intrapelvic pressure during ureteropyeloscopy with ureteral access sheaths. Urology 61：713-718, 2003

5) Auge BK, Pietrow PK, Lallas CD, et al.：Ureteral access sheath provides protection against elevated renal pressures during routine flexible ureteroscopic stone manipulation. J Endourol 18：33-36, 2004

6) Sener TE, Cloutier J, Villa L, et al.：Can We Provide Low Intrarenal Pressures with Good Irrigation Flow by Decreasing the Size of Ureteral Access Sheaths? J Endourol 30：49-55, 2016

7) Keller EX, De Coninck V, Doizi S, et al.：What is the exact definition of stone dust? An *in vitro* evaluation. World J Urol 39：187-194, 2021

8) Humphreys MR, Shah OD, Monga M, et al.：Dusting versus Basketing during Ureteroscopy-Which Technique is More Efficacious? A Prospective Multicenter Trial from the EDGE Research Consortium. J Urol 199：1272-1276, 2018

9) Cole A, Telang J, Kim TK, et al.：Infection-related hospitalization following ureteroscopic stone treatment：results from a surgical collaborative. BMC Urol 20：176, 2020

10) Inoue T, Tanaka H, Masuda T, et al.：Japanese survey of perioperative complications and ureteral stricture after ureteroscopy with laser lithotripsy for upper urinary tract stones in multicenter collaborative study. Int J Urol 31：795-801, 2024

11) Karakan T, Kilinc MF, Demirbas A, et al.：Evaluating Ureteral Wall Injuries with Endoscopic Grading System and Analysis of the Predisposing Factors. J Endourol 30：375-378, 2016

12) Darwish AE, Gadelmoula MM, Abdelkawi IF, et al.：Ureteral stricture after ureteroscopy for stones：A prospective study for the incidence and risk factors. Urol Ann 11：276-281, 2019

13) Blas L, Roberti J, Ringa MD, et al.：Large Hepatic Subcapsular Hematoma Secondary to Double-J Stent Placement. J Endourol Case Rep 5：85-87, 2019

14) Wallace B, Nham E, Watterson J, et al.："Between a Rock and a Hard Place"：A Case Report of Stone Fragment Impaction Causing a Retained Ureteroscope Requiring Open Surgical Intervention. J Endourol Case Rep 6：7-9, 2020

第8章 経皮的腎砕石術（PCNL/ECIRS）

　PCNLとECIRSでは結石へのアプローチや用いる体位が異なり，それぞれの手術環境の理解が重要である．またURSを併用するECIRSは，腎盂内圧や生食灌流の向きなどがPCNLとは異なる．筆者らは主にECIRSを施行しているが，尿管狭窄や尿路変向術後でURSが併用できない症例にはPCNLを行うことになるため，双方を想定し術前計画を立てている．

　本項では，主にECIRSについて述べる．

1　術前準備と患者体位

❶患者体位

　prone position（腹臥位）とsupine position（仰臥位）での施行に分類される．

1) prone position（腹臥位）（図8-1）
- 砕石位から開始し，開脚腹臥位に体位変換する
- 体位変換をしない場合は最初から開脚腹臥位で開始する

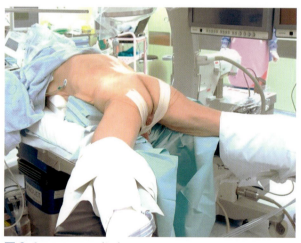

図8-1　prone split-leg position

2) supine position（仰臥位）（図8-2）
a) 修正Valdivia体位
　砕石位と患側背部を軽度持ち上げた仰臥位を組み合わせた体位（図8-2a）．1998年にValdiviaらが報告した体位を2007年にIbarluzeaらが修正し，PCNLとURSの併用治療

として報告した．骨盤を20〜30°挙上した半側臥位とし，原法では腰背部に3Lの生食バッグを置き，患側を持ち上げる．

b) Barts修正Valdivia体位

砕石位と半側臥位を組み合わせた体位で，2008年に報告された．修正Valdivia体位よりも斜位で，骨盤を45°挙上する．修正Valdivia体位(図8-2a)では十分な操作スペースが得られないため，生食バッグの位置を肩の下に変えることで側腹部にスペースを作成するflank free positionが報告された[1]．本邦では固定器を肩甲骨に当て半側臥位を作成しflank freeとする，修正Valdivia flank free体位(図8-2b)，Barts修正Valdivia flank free体位(図8-2c)が一般的と思われる．

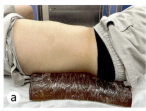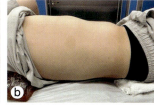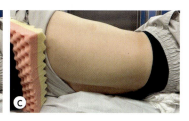

図8-2　supine position
a：修正Valdivia体位
b：修正Valdivia flank free体位
c：Barts修正Valdivia flank free体位

❷ 患者体位の特徴

本邦におけるPCNLではprone position(以下prone)が多く用いられてきた．ECIRSの普及に伴いsupine position(以下supine)で行う施設が増えている．体位変換の必要性がないsupineはproneと比べて手術時間は短縮される．supineは，胸腹部が圧迫されず，循環動態や呼吸に影響が少ないことから，特に肥満症例では麻酔リスクは軽減される．一方，皮膚と腎臓の距離が長くなり，超音波穿刺はproneと比べて困難になる症例がある．それぞれの特徴を表8-1に示す．選択された穿刺腎杯への距離，腎盂鏡の操作など，手術環境が異なる．

❸ 人員と機器の配置

1) 人員の配置

通常PCNLは2人以上，ECIRSでは3人以上で施行することが安全と思われる．ECIRSにおいては経皮的操作と経尿道的操作の術者と，それぞれをサポートする助手で行う．

2) 機器の配置

用いる体位(supine, prone)により機器の配置は異なる．ECIRSでは，助手が2人の術者をサポートする動線の確保が重要となる．また術者，助手とも，内視鏡・透視画像を常に確認できる位置に内視鏡タワーと透視モニターを配置する．機器の配置の具体例を図8-3に示す．

手術開始前に手術室の電源，配管，手術台と透視装置の位置を確認する．

表 8-1　患者体位の特徴

	supine position	prone position
穿刺部位（肋骨-腸骨）	狭い	広い
皮膚と腎杯の距離	長い	短い
腎の可動性	腎下極が内側，腹側へ変位	腹枕で腎が固定される
超音波穿刺	中(上)腎杯への穿刺がしやすい 肥満患者の穿刺は困難	下腎杯への穿刺がしやすい 上腎杯への穿刺は気胸のリスクあり
トラクトの方向	下方を向き，腎盂が虚脱しやすい	上方を向く
腎盂内圧	低い	高く，感染に十分な注意が必要
腎盂鏡操作	腸骨・肋骨の制限を受けやすい	操作範囲は広い

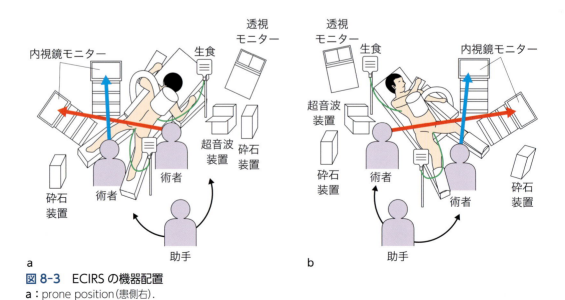

図 8-3　ECIRS の機器配置
a：prone position（患側右）．
b：supine position（患側右）．

a) 電源・配管位置

高出力 Ho：YAG レーザーには通常 200 V の電源が必要になる．また，用いる透視装置の電源仕様によりレーザーに電源が使用できないこともあり，事前に確認する．空圧式・超音波複合結石破砕装置を使用する場合は，配管の位置に注意する．

b) 手術台と透視装置の位置

透視装置は，体位作成後 C アームが手術台と干渉せず，腎尿管の描出が手術台サイドレールで妨げられないことを確認する．C アームが干渉する際には，手術台を 180°回転し頭側と尾側の向きを反対にする，延長ボードを用いるなどの対応が必要である．また，ドレープをかける前に C アームが内視鏡モニターや，患者の上肢と干渉しないかを確認する．supine では，C アームを手術台に対し斜め頭側から入れることで，腎と膀胱部の描出操作が容易となる．

❹ 体位作成の手順と positioning injury

不適切な体位での手術は腎穿刺や内視鏡の操作が困難となり，positioning injury をきたす．コンパートメント症候群と神経損傷を予防する除圧と，腎盂鏡操作を妨げない体位を作成する．ECIRS における体位作成について筆者らが行っている手順を示す．

1) prone position

[手順]
① 胸枕と腹枕，または腹臥位用クッション(図 8-4)を手術台に設置し，腹臥位へ体位変換する
② 開脚腹臥位の場合は，下肢を開脚し術者が操作するスペースを確保する

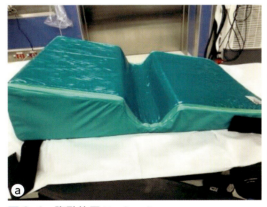 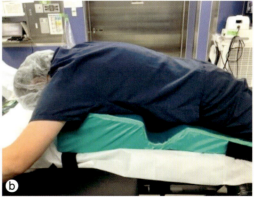

図 8-4　腹臥位用クッション

[注意点] (図 8-5)
- 肘，肩，膝，足首にクッションを入れ除圧を行う
- 頸部の前屈を意識する
- 肩の挙上を避け，前腕が肩から低い位置になるよう，手術台に固定する

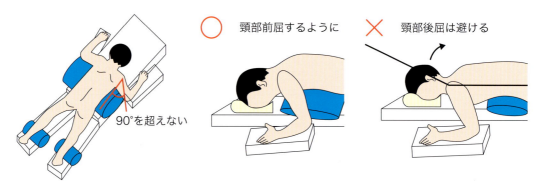

図 8-5　prone position の注意点

　腹枕により腎が固定され，腎杯穿刺がしやすくなる．長時間の圧排や腰部の過度な屈曲は静脈還流の妨げとなり，下肢深部静脈血栓症の要因となる．

　頸部の後屈は頸椎損傷の要因となる．プロンビュー® を使用する際は，胸枕を調整し頸部後屈が起こらないようにする（図 8-6）．肩，上肢の挙上は腕神経叢損傷の要因となるため，体幹から 90°を超えて挙上しない．

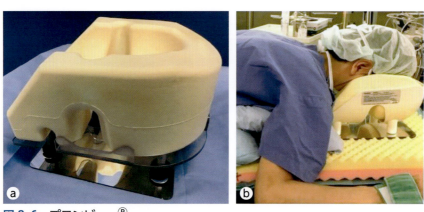

図 8-6　プロンビュー®
a：プロンビュー®，b：プロンビューを用いて腹臥位作成

2) supine position（図 8-7）

［手順］
① レビテーターを手術台に固定する
② 患者を患側の手術台の端に寄せ，半側臥位へ体位変換する
③ 腋窩枕を脇の下に入れ，腋窩神経叢損傷を予防する
④ 肩を支持器で固定する
⑤ 砕石位を作成し，殿部に除圧クッションを入れる

［注意点］
- 支持器，レビテーター，手術台，腋窩枕で腎盂鏡操作が制限されないように注意する
- 下肢がレビテーターに当たる部位にクッションを入れ除圧を行う
- 健側の大腿部と手術台の間にクッションを入れ，坐骨神経損傷を予防する

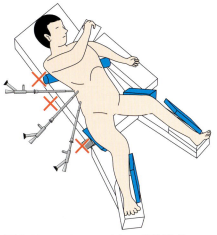

図 8-7　supine position の注意点
手術台，レビテーターと接する部位にクッションを入れ除圧を行う．腎盂鏡操作が制限されないように，固定器，レビテーターの設置位置を確認する．手術台やクッションにぶつからないように腎盂鏡を操作する．

supine position では下肢がレビテーターに接触する部位が砕石位と異なるため，圧迫される部位にクッションを入れ除圧を行う（図 8-8）．これはコンパートメント症候群と腓骨神経損傷を避ける点で重要である．

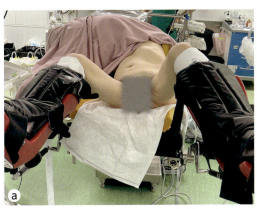

図 8-8　レビテーターに接触する部位の除圧
a：Barts 修正 Valdivia flank free 体位
b：レビテーターに接触する部位の除圧

2　手術器具の準備

❶ 経皮的操作（図 8-9）

- 内視鏡関連
  - 内視鏡モニター，ライトケーブル，カメラヘッド
  - 腎盂鏡，バスケット鉗子，把持鉗子
  - 生食灌流システム
- 透視装置
- 超音波装置

- **トラクト作成にかかわるもの**
    - 21 G 穿刺針，0.018 インチタングステンワイヤー，19 G/5 Fr シース付き拡張針
    - 0.035 インチガイドワイヤー（GW）2 本，デュアルルーメンカテーテル
    - 腎瘻拡張用デバイス
    - 腎瘻トラクトシース
    - 尖刃
    - シリンジ
    - ペアン鉗子

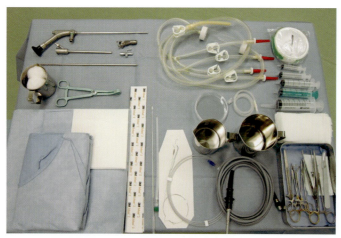

図 8-9　経皮的操作に必要な手術器具

❷ 経尿道的操作

URS 操作において，もう 1 台の砕石装置と内視鏡モニター，生食灌流などを準備する．詳細は「第 7 章 -1　術前準備と患者体位」を参照（➡ 54 頁）．

3 術前計画

術前に CT と超音波検査を行い，以下のような術前計画を立てる．
① 結石の大きさと位置，経皮的操作の効率性，トラクト造設の安全性を考慮し，穿刺する腎杯を決定する
② 目的腎杯へ超音波下穿刺が施行しやすい体位を決定する
③ 患者がその体位での施行が可能かを判断する（麻酔，BMI，感染のリスク）
④ 結石サイズや硬さ，予想される結石成分から使用するトラクトのサイズを予定し，用いる砕石デバイスを決定する
⑤ 経皮・経尿道的に到達できない部位への到達方法を決定する（順行性軟性鏡操作を用いる，複数トラクトなど）

4 治療手技

[手術の概要]
① GW・尿管アクセスシース(UAS)の挿入
② 腎盂腎杯形態の描出と水腎の作成
③ 腎杯穿刺
④ トラクトの拡張
⑤ 腎結石の砕石・抽石
⑥ 腎瘻カテーテル・尿管ステントの留置

❶ ガイドワイヤー・尿管アクセスシースの挿入

　膀胱鏡を用いて尿管に GW を挿入し，半硬性尿管鏡で下部尿管から可及的頭側まで尿管を観察する．X 線透視下に UAS を腎盂尿管移行部まで留置する．セーフティ GW が経皮的に尿管内に留置されることを考慮し，UAS のサイズを選択する．開脚腹臥位の場合は，軟性膀胱鏡を用いて尿管内に GW を挿入後，UAS を留置する．その際，半硬性尿管鏡による尿管の観察は困難であり，できるだけ細径の UAS を使用する．細径の UAS を用いる際には，使用予定の軟性尿管鏡が挿入できることを確認する．

❷ 腎盂腎杯形態の描出と水腎の作成

　穿刺腎杯を確認するため，逆行性に造影剤を注入し，腎盂腎杯形態を描出する．水腎がない症例では UAS からの生理食塩水・造影剤の注入，もしくは軟性尿管鏡を挿入し生食灌流で水腎を作成する．腎盂内圧の上昇に注意する．

❸ 腎杯穿刺

　ECIRS の成功には，少ない出血と周囲臓器損傷のない，腎杯への確実な穿刺が欠かせない．効率的に結石の砕石・抽石が可能な腎杯穿刺が望ましいが，困難な際には出血や臓器損傷のない腎杯を選択する．筆者らは放射線被ばくの軽減，および穿刺時の周囲臓器との関係をリアルタイムで得られる超音波穿刺を施行している．超音波穿刺の利点と欠点を表 8-2 に示す．標的腎杯の再現性ある描出とともに，穿刺ラインに周囲臓器がないことを必ず確認する．

表 8-2　超音波穿刺の利点と欠点

利点
● リアルタイムな腎の描出が可能
● 周囲臓器の観察による誤穿刺の回避
● 放射線被ばくがない
欠点
● 骨など解剖学的要因による描出範囲の制限
● 肥満による腎および穿刺針の描出困難
● 用いる超音波装置による画質の差
● 手術手技の習得が必要

未熟な穿刺手技は大出血や臓器損傷を引き起こし，取り返しのつかない合併症を患者に及ぼすことになることを忘れてはいけない．超音波で腎内部を判別できる力量を常日頃から鍛え，決して自信がない穿刺を行わない．

1) 手術部位のマーキング

　穿刺部位の誤認を防ぐために，体位作成後，肋骨・腸骨・後腋窩線・脊柱起立筋辺縁をマーキングし，超音波装置を用いて腎を描出して穿刺部位をシミュレーションする(図8-10)．

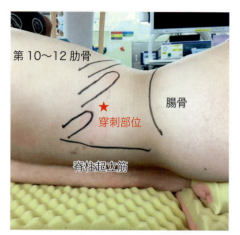

図8-10　手術部位のマーキング

2) 再現性のある標的腎杯の描出と穿刺針の確実な描出

a) 再現性のある標的腎杯の描出

　腎の呼吸性変動と術者の超音波プローブ操作により容易に腎杯の描出を失うため，再現性のある標的腎杯の描出には超音波プローブの固定が重要である．プローブの保持にかかわらない指，もしくは手側面を患者の身体に当て，プローブを保持している手を固定し，標的腎杯の描出を失わないようにする(図8-11)．また全身麻酔下では，穿刺時に呼吸を止めることで，腎の動きを止めることも有用である．

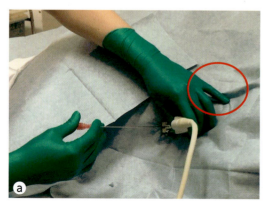

図8-11　プローブの固定
a：適切な固定，b：不適切な固定

b) 穿刺針の確実な描出

　筆者らは 21〜22 G 細径穿刺針での穿刺を推奨している．細径穿刺針はしなりやすく，超音波穿刺では穿刺時に描出を失うことがあるため，細径穿刺針を穿刺ラインに正確に誘導することが重要である．細径穿刺針を描出しやすくするための手段として二段階穿刺法(2 steps puncture)がある．これは 18 G 固定針を腎被膜まで穿刺し腎を固定後，固定針の内腔を通して細径穿刺針を穿刺することで，細径穿刺針の描出を失うことなく穿刺が可能となる．

3) Wideband ドプラー法を用いた穿刺

　Wideband ドプラーを用いることでリアルタイムの血管走行を詳細に把握することができ，葉間動静脈を避けて穿刺を行うことが可能となる(図 8-12)．この方法を用いることで周術期出血量を有意に減少させることができる[2]．ARIETTA® シリーズにおける具体的なセッティング方法を以下に示す(図 8-13)．

① 用いるプローブを選択
② [Puncture]ボタンを押し穿刺ライン角度を設定
③ [Wideband Doppler mode]ボタン(ARIETTA® の場合[eflow]ボタン)を押し Wideband ドプラーを画面に立ち上げる
④ 超音波モニターに表示された[Dual CF]ボタンを押し，Twin view 画面を立ち上げる
⑤ 超音波プローブを用いて患側腎を観察する
⑥ 血管走行の描出が悪い場合には，超音波ビームの[Velocity]や画面の明るさの[Gain]や深さの[Focus]を調節する

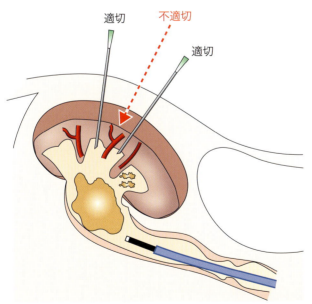

図 8-12　Wideband ドプラーを用いた穿刺ラインの選択

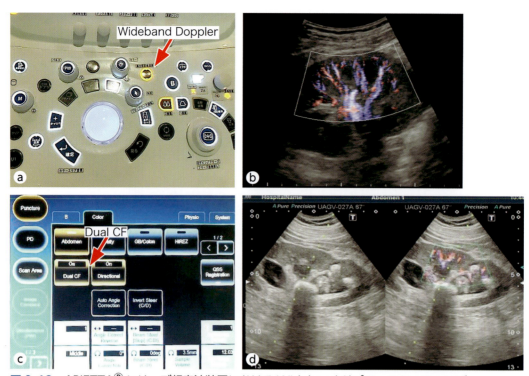

図 8-13 ARIETTA® シリーズ超音波装置における Wideband ドプラーのセッティング
a：超音波装置の操作パネル，b：Wideband ドプラー画像，c：超音波モニター，d：B モードと Wideband ドプラーの Twin view 画面．

4）軟性尿管鏡観察下腎杯穿刺

　軟性尿管鏡で穿刺針が腎乳頭を通過していることを確認する（図 8-14）．腎乳頭より動脈性出血があった際には穿刺をやり直す．水腎の少ない症例では，穿刺腎杯に誘導された軟性尿管鏡を超音波装置で描出することで標的腎杯の位置を把握する．ただし，カメラの破損につながるため無理な軟性尿管鏡の挿入は行わない．

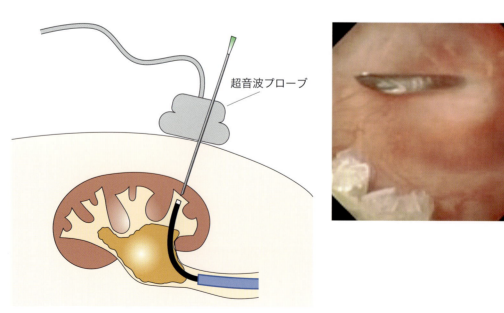

図 8-14 軟性尿管鏡観察下腎杯穿刺

❹ トラクトの拡張

多くの GW は穿刺針への挿入は禁忌となっているため，筆者らは 21 G 穿刺針にて穿刺後，タングステンワイヤーを挿入している．穿刺後の拡張の手順を以下に示す．

① 21 G(22 G)穿刺針での穿刺
② 穿刺針からの尿の流出の確認
③ 穿刺針の角度，深さを認識する
④ 0.018 インチタングステンリードワイヤーの留置
⑤ 尖刃による皮膚切開・筋膜切開を行う．必要に応じてペアン鉗子で筋膜を広げる
⑥ 19 G/5 Fr シース付き拡張針の挿入
⑦ 0.035 インチ GW の留置
⑧ GW に緊張をかけ，穿刺時と同じ呼吸のタイミングでトラクトを拡張する(図 8-15)
⑨ デュアルルーメンカテーテルを挿入後，セーフティ GW の留置
⑩ トラクトシース留置

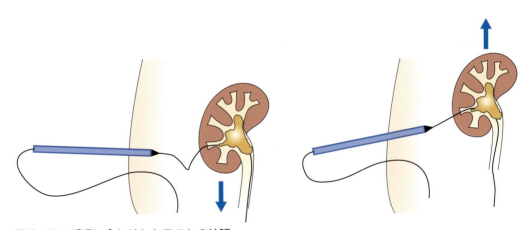

図 8-15　呼吸に合わせたトラクトの拡張

穿刺後の造影が必要な際には，必ず逆行性に造影する．順行性造影は腎外に造影剤が溢流することにより X 線透視での描出に影響を与える可能性がある．

腎穿刺後に GW が尿管に留置されると腎の可動性が減少し，その後の穿刺部の拡張が容易となる(through and through)．尿管への GW の誘導が困難な際，軟性尿管鏡下でバスケット鉗子を用いて GW を把持し尿管内へ誘導する手技が有用である．UAS 内に誘導されたワイヤーが入ると，その後の尿管鏡操作に支障をきたすため，UAS の外に GW を誘導するのが望ましい．

0.035 インチ GW を留置しトラクトを拡張したのち，セーフティワイヤーを留置する．GW 2 本は種類が異なるものを使用するとセーフティワイヤーとワーキングワイヤーの区別が容易である．拡張デバイスの挿入は尿管鏡下または透視下で行い，腎乳頭を通過する位置までとし，深く挿入しすぎない(図 8-16)．

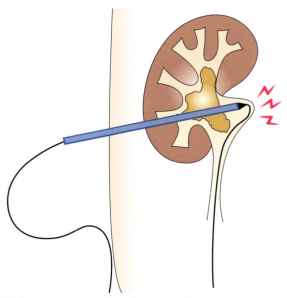

図 8-16　トラクト拡張時の腎盂損傷

❺ 腎結石の砕石・抽石

　砕石・抽石には，視野角を利用した硬性腎盂鏡操作とトラクトシース先端の位置を意識したシースワークが重要である．

1) 硬性腎盂鏡操作
a) 視野角を利用した硬性腎盂鏡操作
　硬性腎盂鏡は 6〜20°程度の視野角を有しており，これを利用してトラクトが過度に動かないように腎盂鏡を操作する(図 8-17, 18)．腎盂鏡を回転させ視野を展開することでトラクトの動きを最小限とし，腎盂裂傷を軽減させる．

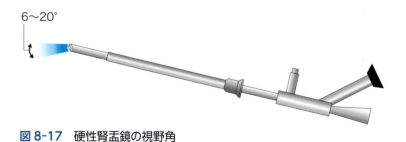

図 8-17　硬性腎盂鏡の視野角

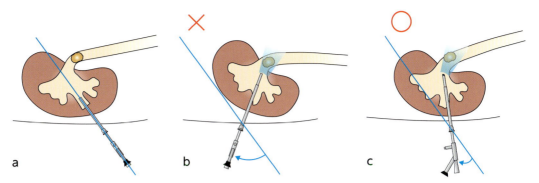

図 8-18 硬性腎盂鏡の視野角を利用した観察
b：腎盂にある結石に対し直線的に視認すると，トラクトを大きく動かすことになり裂傷につながる．
c：視野角を使って視認すると，少しの動きで結石を視認できる．

b) トラクトシース先端の位置を意識したシースワーク（図 8-19）

　トラクトシースの先端は鋭であり，腎盂腎杯に接触することで粘膜損傷，出血，穿孔を引き起こすことから，腎盂鏡の操作中は，常にシースの先端の位置を意識する．シースは固定せず，腎盂鏡の動きに合わせて先端の位置を変え，トラクトシースを動かした際にシースの先端が腎盂粘膜に接触しないよう心がける．

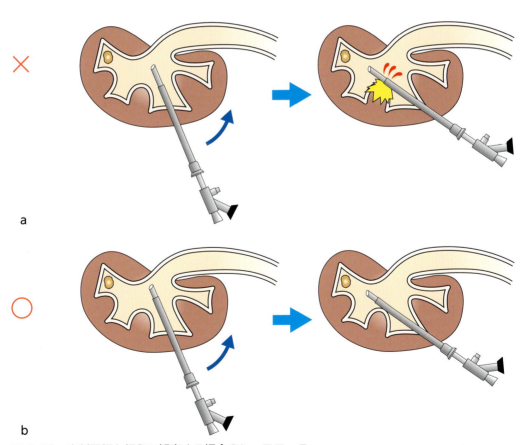

図 8-19 穿刺腎杯を超えて観察する場合のシースワーク
中腎杯から上腎杯を観察する場合．
a：**不適切な操作**：シース先端の位置を変えずに腎盂鏡を挿入し上腎杯へ振ると，シース先端が粘膜に当たり損傷する．
b：**適切な操作**：シース先端が腎盂内に位置するようにシースを挿入したのち，シースとともに腎盂鏡を振ってシースのシャフト部が腎盂粘膜と接するようにする．

c) トラクトシースと硬性腎盂鏡の協調操作

腎盂鏡はトラクトシースに小指をかけた状態で操作する（図 8-20）．トラクトシースに指をかけないで腎盂鏡のみを保持して操作すると，トラクトシースの末端により，腎盂鏡が屈曲・破損する．細径硬性腎盂鏡や金属シース使用時には特に注意が必要である．

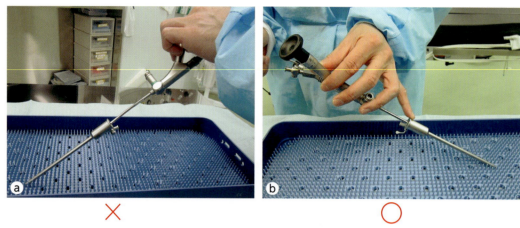

図 8-20 トラクトシースと硬性腎盂鏡の協調操作
a：**不適切な操作**：硬性腎盂鏡が細径のため，硬性腎盂鏡のみを動かすと腎盂鏡が屈曲する．
b：**適切な操作**：硬性腎盂鏡とシースを保持し，シースと腎盂鏡を合わせて動かす．

2) 砕石

まず直視可能な結石を砕石し，抽石可能な破砕片ができた際にはこまめに抽石をする．腎盂尿管移行部に向かってトラクトと尿管との交通性を作成するように経皮・経尿道的に砕石する．砕石片の尿管への落ち込みは，砕石片が尿管鏡と干渉し尿管鏡操作が困難になる．砕石片を尿管に落とさない環境づくりが重要である．

硬性腎盂鏡で到達が困難な結石は，経尿道的に砕石し移動させる（pass the ball）．supine position では腎盂腎杯漏斗角（IPA）がより急峻となり URS で到達できず pass the ball ができない下腎杯結石症例も認められる．またトラクトが下腎杯に振られると，腎が移動し上部尿管が高度に蛇行するため，軟性尿管鏡の腎盂への到達が困難になる．その際は，腎盂を減圧しトラクトを上腎杯方向に振ることで，尿管の蛇行が軽減される．

3) 抽石

24〜30 Fr のトラクトの利点は，大きい砕石片のまま抽石ができることである．空圧式結石破砕装置で砕石し，その砕石片を把持鉗子で抽石するのが効率的である．感染結石など軟らかい結石では超音波破砕装置での砕石と砕石片の吸引が有用である．一方，細径トラクトを用いる際には Ho：YAG レーザーもしくは空圧式破砕装置で細かく砕石し，灌流のバックフローまたは吸引機能を用いて砕石片を体外へ排出すると，より効率的な抽石が可能となる．

❻ 腎瘻カテーテル・尿管ステントの留置

1) 両方を留置する場合

　手術終了時，尿管内の残石および尿管損傷の有無を確認し，尿管ステントを留置する．また経皮的操作では，GW を 2 本挿入した状態で腎盂鏡での観察下にトラクトシースを少しずつ抜去し，拡張部の出血および他臓器損傷の有無を確認する．その後腎瘻カテーテルを留置し，洗浄にて血尿の程度を確認する．腎瘻カテーテルの留置期間は通常数日，尿管ステントは 1〜2 週間である．尿路の状態，トラクトからの出血および血尿・発熱など術後の経過をもとに抜去時期を決定する．

　両方を留置する際，筆者らは通常，尿管ステントの留置を先に行っている．これは尿管ステントが腎盂まで挿入できない場合，経皮的操作にて GW を体外に誘導することで緊張がかかり，尿管ステントの挿入が可能となるからである．さらに尿管ステントの順行性留置にも対応できる．

2) 尿管ステントのみを留置する場合 (tubeless)

　疼痛の緩和および入院期間の短縮を目的として，腎瘻カテーテルを留置しない tubeless PCNL/ECIRS がある．stone free が得られた症例において，下記の要因を考慮し tubeless が可能となる．静脈性出血であれば tubeless にすることにより腎実質で圧迫され止血が得られる．

[腎瘻カテーテル留置を考慮する状態]
- 追加治療の必要性
- トラクトからの出血
- 尿路損傷による尿路外への尿の溢流
- 尿路閉塞
- 尿路感染のリスク
- 単腎症例
- 腎瘻カテーテルからの結石溶解療法の必要性
- 出血性素因
- 小児症例

3) 両方を留置しない場合 (totally tubeless)

　尿路損傷がなく尿管が十分拡張している症例においては両方を留置しないことも可能である．一方，結石の砕石片や血塊が残っていると閉塞性尿路感染症の危険性があるため注意する．

5 周術期合併症とトラブルシューティング

　主な周術期合併症は以下のとおりである．

- 出血
- 有熱性尿路感染，敗血症性ショック
- 周囲臓器損傷
- 尿管損傷
- positioning injury
- 尿管鏡操作にかかわるもの
- 尿管鏡，腎盂鏡破損

1 出血

　手術終了前に超音波検査を行い，腎周囲の出血の有無を確認する．全身状態を管理し，貧血の進行などをチェックする．出血時の対応は以下のとおりである．

① 視野の確保が困難な際には砕石などの作業を止め待機する
② 腎瘻カテーテルを留置し終了する
③ 腎瘻カテーテルをクランプ・牽引する．これで止血されない場合は動脈性出血を疑う
④ カテーテル留置により出血のコントロールが得られた場合でも，葉間動脈など大きな動脈の損傷は輸血，動脈塞栓などの対応が必要となる
⑤ カテーテル抜去した際に同部位から再度動脈性出血が認められる場合には，多くの場合仮性動脈瘤(図8-21)が原因であり，選択的塞栓術の適応である
⑥ 出血コントロールができない場合は腎摘出術が必要になることもある

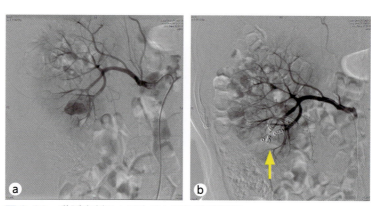

図 8-21　動脈穿刺により生じた腎仮性動脈瘤
a：仮性動脈瘤，b：塞栓術後(矢印)

2 有熱性尿路感染，敗血症性ショック

　30 mmHg 以上の腎盂内圧は，腎実質の血管・リンパ管への細菌の逆流を引き起こし，有熱性尿路感染，敗血症性ショックの要因となる．感染結石の際には特に注意が必要である．腎盂内圧は，トラクトと腎盂鏡の口径差，生食灌流圧，トラクトの方向(体位)，尿路閉塞の有無により決まる．細径トラクトを使用した mini-PCNL でも腎盂内圧が上がる傾向があるため，腎盂鏡を頻回に抜去し減圧を心がける．

　ECIRS では逆行性灌流を用いることで良好な視野が得られる．一方，過度なフラッシュ

は腎盂内圧を容易に100 mmHg以上に上昇させるため，URS操作における生食灌流には十分注意が必要である．

　水腎を有する症例は，結石による尿路閉塞から結石性腎盂腎炎をきたしている可能性を考慮し，発熱，腎盂腎炎の既往に留意する．穿刺の際に膿が引ける場合には腎瘻造設で終了し，二期的に行う．

❸ 周囲臓器損傷
1) 肺・胸膜損傷(1.5％)

　第11肋骨より頭側での穿刺は，肺・胸膜損傷のリスクが高く注意が必要である．気胸症例の多くは保存的に経過観察が可能であるが，症状の出現時には胸腔ドレナージを行う．経皮的トラクトや術後の留置カテーテルの周囲から灌流液や尿が胸腔内に貯留し，症状悪化をきたすことがある．

2) 結腸損傷(0.3〜0.5％)

　腎背面に結腸が走行するretrorenal colonが6.9％に存在し，左側，下腎杯穿刺時に起こりやすい．結腸損傷の多くは後腹膜腔経由での損傷であり，保存的治療が可能とされる．新たな腎瘻，もしくは尿管ステント留置による腎盂の減圧を行い結腸との交通性を遮断したうえで，結腸に留置したドレーンを1 cmずつ引き抜いていく．腹腔を経由した損傷の場合は腹膜炎のリスクが高いため外科的治療が必要である．

❹ 内視鏡破損

　ECIRSは軟性尿管鏡と腎盂鏡操作を同時に行うことから，一方の砕石デバイスがもう一方の内視鏡と接触し，内視鏡の破損が発生する場合がある．これを防ぐためには，尿管鏡と腎盂鏡の位置関係を把握するために双方の術者が声を掛け合い協調した操作を行うことが重要である．

　7 Frの細径腎盂鏡を使用する際には365 μmのファイバーを用いる．そのため，550 μmのファイバー使用時と同様のレーザーセッティングではファイバーが容易に破損し，腎盂鏡の損傷につながる(図8-22)．

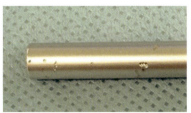

図8-22　レーザーが接触した硬性腎盂鏡
レーザー照射による金属シースの損傷

[文献]

1) Desoky EA, Allam MN, Ammar MK, et al.：Flank free modified supine position：A new modification for supine percutaneous nephrolithotomy. Arab J Urol 10：143-148, 2012
2) Inoue T, Kinoshita H, Okada S, et al.：Wideband Doppler Ultrasound-guided Mini-endoscopic Combined Intrarenal Surgery as an Effective and Safe Procedure for Management of Large Renal Stones：A Preliminary Report. Urology 95：60-66, 2016

第9章 腎・尿管切石術

　開放手術は結石除去率が高い反面，侵襲的である．そのためSWL，URS，PCNLの進歩に伴い限定的となっている(2〜5.4％)[1]．その適応を表9-1に示す．近年では腹腔鏡下腎・尿管切石術やロボット支援下腎・尿管切石術の報告も散見されるが[2〜4]，2024年7月現在，本邦では保険適用はない．

表9-1　腎・尿管切石術の適応

- 先天性腎尿路異常
- 複数回の尿路内視鏡手術が必要な大きな結石
- 尿路内視鏡手術で困難な結石
- 腎盂尿管移行部通過障害(UPJO)を合併する症例
- 腎杯憩室内結石
- 無機能腎

1　尿管切石術

　尿管を切開して結石を摘出し，再度尿管を縫合する術式である．手術直前に透視マーカーで臍部をマーキングしたKUBを撮影し，結石の位置に基づき体位や皮膚切開部位を決定する．腰部斜切開あるいは傍腹直筋切開で後腹膜腔へアプローチする．その方法については成書に譲る．尿管を確認後，結石部位の頭/尾側の尿管をすくい結石移動防止のためのテーピングをする．その後，結石直上の尿管に縦切開を加え結石を摘出する(図9-1)．結石除去後は尿管内，周囲を生理食塩水で十分に洗浄し，尿管内に遺残結石や通過障害がないことを確認する．尿管ステントを留置する場合は，尿管切開部から留置する．難しい場

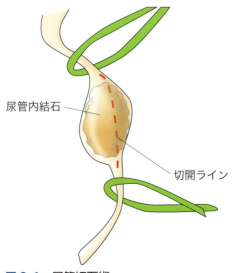

図9-1　尿管切石術

合は経尿道的に行う．虚血による尿管狭窄を避けるために，尿管切開部は吸収糸で最小限の幅で結節縫合する[5]．

2 腎切石術

　腎切石術は腎盂・腎杯内に占める結石を摘出する術式である．腎切石術では腎動脈の走行の理解が重要である．腎動脈の支配領域は通常，① apical（上区），② basilar（下区），③ anterior（前区），④ posterior（後区）の4つに分けられる．その支配領域間に大きな動脈の交通性はないとされている．これらの支配領域の境界部を正確に切開することで出血量を最小限に抑えることができる（図9-2）．

　腰部斜切開による腹膜外アプローチで後腹膜腔に至る．腎周囲を剝離し腎門部を露出し，腎動脈本幹，腎動脈後枝を血管テープで保持する．その後，腎動脈後枝のみを阻血し，メチレンブルーを静注すると posterior segment 以外の腎実質が青染される．阻血を解除したのち，氷冷却下で腎動脈本幹を阻血して色素沈着の境界部で腎実質を腎杯から腎盂まで切開し結石を摘出する．結石摘出後は，術後出血を可能な限り防ぐために腎盂・腎杯切開部を密に閉鎖し，腎表面は線維被膜で被覆することが重要である．

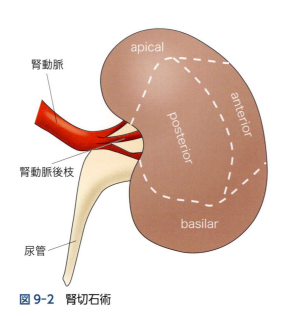

図9-2　腎切石術

3 腎盂切石術

　腎盂を切開して腎結石を摘出する術式である．腎盂尿管移行部通過障害（UPJO）を合併した症例では結石摘出と同時に腎盂形成術を行う．

　腰部斜切開を加えて後腹膜腔に達し，腎盂を切開して結石を摘出する．結石除去後に切開部の腎盂を吸収糸で結節あるいは連続で縫合する．サンゴ状結石でも腎盂から取り出しが可能な場合には拡大腎盂切石術を行う（図9-3）．

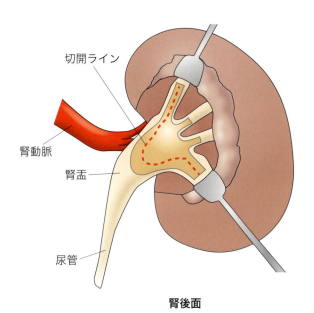

腎後面

図 9-3 拡大腎盂切石術
鞍状鈎で腎洞を持ち上げて腎杯頸部を露出させ，腎盂から腎杯頸部まで切開する．

4 単純腎摘出術，腎部分切除術

　感染コントロールが困難な結石性腎盂腎炎や無機能腎の症例に適応となる．また，腎杯結石により一部の腎機能だけが低下・廃絶しているような症例では腎部分切除も選択となる．

［文献］

1) Paik ML, Wainstein MA, Spirnak JP, et al.：Current indications for open stone surgery in the treatment of renal and ureteral calculi. J Urol 159：374-378, 1998
2) Zafar FS, Lingeman JE：Value of laparoscopy in the management of calculi complicating renal malformations. J Endourol 10：379-383, 1996
3) Madi R, Hemal A：Robotic Pyelolithotomy, Extended Pyelolithotomy, Nephrolithotomy, and Anatrophic Nephrolithotomy. J Endourol 32：S73-S81, 2018
4) 岡　聖次：開腹手術．日本尿路結石症学会(編)：尿路結石症のすべて．pp91-92, 医学書院, 2008
5) Matlaga BR, Krambeck AE：Surgical Management of Upper Urinary Tract calculi. In Partin AW, Dmochowski RR, Kavoussi LR, et al.(eds)：Campbell-Walsh-Wein Urology, 12th ed. pp2094-2117, Elsevier, Philadelphia, 2021

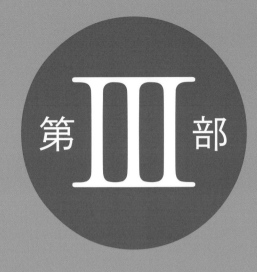

第III部

Case Discussion

Case 1

尿管嵌頓結石 ①

【症　例】	60歳代後半，男性．
【主　訴】	右水腎症．
【既往歴】	糖尿病，前立腺肥大症，過活動膀胱，脳梗塞．
【内服薬】	デュタステリド，ナフトピジル，タダラフィル，ウラジロガシエキス，ビベグロン，クロピドグレル，オメガ-3 脂肪酸エチル．
【現病歴】	X 年 11 月：自転車事故後に施行した CT で右水腎症と右尿管結石を認めた．自覚症状はなし．
【血液生化学所見】	Cre 1.04 mg/dL，eGFR 56.9 mL/min/1.73 m²．
【尿所見】	RBC 1〜4/HPF，WBC 1〜4/HPF．
【尿培養】	陰性．
【画像所見】	**KUB**(図A)：14×12 mm 大の右上部尿管結石と 8×6 mm 大の左腎結石． **腹部単純CT**(図B)：腎菲薄化を伴う右高度水腎症と右尿管結石(CT 値 1,148 HU)． **腹部造影CT**(図C)：右尿管壁の肥厚と結石上部での屈曲．

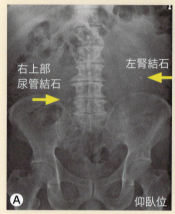 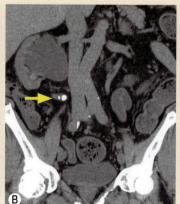 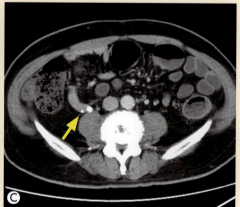

●診断

右尿管嵌頓結石疑い．

●術前計画

　腎菲薄化を伴う高度水腎と，結石に伴う症状を認めていないことから，長期間介在部に存在する上部尿管嵌頓結石が疑われた．結石介在部の尿管浮腫やポリープ，結石と介在部尿管との固着が疑われ治療が難渋することが予測された．そのため術前に腎瘻を留置し URS を予定した．患者には，途中で腎瘻側からの経皮的操作に移行する可能性，二期的手術となる可能性，治療後に尿管狭窄のため追加治療が必要となる可能性について，あらかじめ説明した．

●手術の実際

　術前日に，半側臥位にて右腎に 8.3 Fr ピッグテイル型腎瘻カテーテルを留置した．

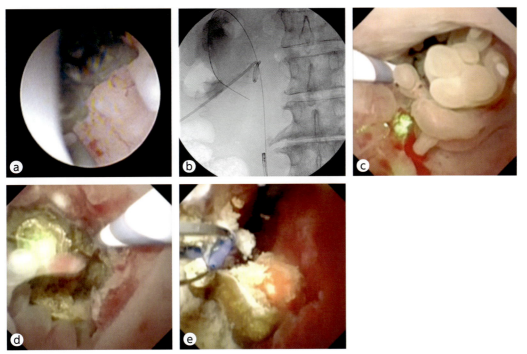

図1 術中画像

　URSは全身麻酔，砕石位にて行った．結石手前までGWを挿入し半硬性尿管鏡にて黒色の尿管結石を視認した．尿管は屈曲しており，結石に正対することはできなかった（図1a）．11/13 FrのUASを留置後，軟性尿管鏡を挿入したが，結石には正対できず，内視鏡視下でのGWの上行も不可能であった．次に腎瘻側からGWの挿入を試みたところ，結石脇を通過し尿管屈曲が解除できた．このGWを利用し，最終的に経尿道的にセーフティGWを留置した（図1b）．結石介在部は複数のポリープ形成を認め，結石は尿管に固着していた（図1c）．視野確保のため，持続灌流システムは通常よりも高圧に設定した．ポリープを避け，結石に正対しHo：YAGレーザー（設定0.6 J×6〜8 Hz Short pulse mode）にて結石中心部から砕石を行った（図1d）．結石を開通させたのち，砕石片は腎盂へプッシュバックさせた．尿管に固着した結石は，軟性尿管鏡やバスケット鉗子を用いて尿管から可能な限り剝離した（図1e）．介在部の結石をすべて腎へプッシュバックさせたのち，UASは，結石介在部を越えて腎側まで挿入させた．プッシュバックされた結石は，通常のURSの手順に沿って砕石，抽石した．残石がないことを確認し，DJステントを留置し，腎瘻は抜去して手術終了とした．手術後水腎は認めていない．

●解説

　嵌頓結石は，SWL抵抗性で，手術成績を報告した先行論文にて下記3つの条件を満たすものと，定義されている[1,2,3]．

① 初回の逆行性操作でGWや尿管カテーテルが結石を越えて腎に到達することができない結石
② 2か月以上同じ位置にとどまる結石
③ 静脈性腎盂造影で3時間後も結石下方の尿管が造影されない症例

　その治療はURSが主に選択される．しかし，結石介在部において刻々と変化する尿管所見への対応が必要であり，直視下での砕石が利点であるURSでも治療はしばしば難渋する．特に，結石介在部での浮腫，ポリープ，尿管屈曲，結石固着は，嵌頓結石におけるURSを困難とする要因と考えられ，筆者らは表1の分類を用いて治療の難易度を判断している[4]．

表1　尿管所見の分類（SMART 分類）

	Grade	尿管所見
浮腫	0	なし
	1	自然灌流で結石が視認できる
	2	結石視認のために逆行性の灌流圧を必要とする
ポリープ	0	なし
	1	あり
結石固着	0	なし
	1	結石が容易にプッシュバックされる
	2	尿管壁からの剝離を必要とする

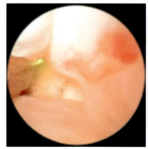
浮腫

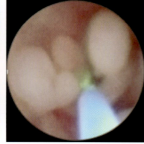
ポリープ

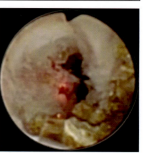
結石固着

　結石介在部でこれらの変化が起こる理由は，結石の大きさ，部位，水腎の程度，介在期間などさまざまである．特に，結石が尿管壁に固着する要因は，高度水腎，治療介入までの期間とされているため[4]，高度の水腎症がいつからあるかわからない症例では，手術中に起こりうる困難を想定した治療計画を立てること，それを実践する内視鏡技術を習得することが重要となる．

　嵌頓結石に限らず URS では，常に基本を意識することが大切である．つまり前述した URS 手技に沿って行うことであるが，嵌頓結石について特筆すべき点は，① 腎瘻造設，② GW の挿入，③ 砕石方法，④ 術後の経過観察，と考えている．

1）腎瘻造設

　嵌頓結石に対処する最も有効な手技の 1 つが腎瘻造設である．嵌頓結石では，著明な水腎症を伴う尿管の蛇行が想定される．高度に屈曲した尿管では，尿管内腔を中央に捉えながら尿管鏡を挿入できないことに加え，尿管走行の誤認識により尿管穿孔を引き起こす原因となる．腎瘻を作成することで，尿管の屈曲はある程度直線化する．また視野展開のために経尿道的に灌流圧を上げても腎盂内圧の上昇を抑制されるため，術後尿路感染を予防できる．さらに，経尿道的に到達が困難な症例では，砕石位から修正 Valdivia flank free 体位に体位変換することで，経皮的に尿管鏡を挿入し，順行性砕石を行う antegrade ureteroscopy（ante-URS）[5,6]への応用が可能となる．ante-URS については次項を参照されたい（→ Case 2，103 頁）．

　腎瘻造設を半側臥位で行うことにより，修正 Valdivia flank free 体位での経皮的操作や ante-URS への移行をスムーズにしている．

　筆者らは前日に腎瘻を留置している．その利点は，URS が砕石位にてスムーズに開始できるため手術時間の短縮につながること，尿管屈曲が改善することにより介在部の所見が軽快すること，感染をあらかじめドレナージできることが挙げられる．一方，欠点は患者の QOL が低下すること，出血や発熱により手術中止となる可能性が挙げられる．また細径のピッグテイル型腎瘻の場合，水腎症が改善することで自然に抜けてしまう可能性があり，注意が必要である．

2）GW の挿入

　GW は，尿管鏡の誘導，尿管の直線化，UAS の挿入時，場合によってはセーフティ GW としてなど，URS で重要な役割を果たしている．一方，透視下での挿入は，盲目的操作であることを認識する必要がある．特に嵌頓結石の場合は，結石介在部での結石固着や尿管浮腫の影響で，GW の粘膜への迷入が容易に起こる．GW の挿入は，結石の手前までとし，結石脇を通して挿入したい場合は，尿管鏡で確認しながら行う必要がある．

　本症例では，順行性操作でのみ GW を挿入できた．嵌頓結石の場合，逆行性よりも順行性のほうが GW の挿入が容易である．

3）砕石方法

　嵌頓結石に対する URS 術後の尿管狭窄発生率は，7.8〜24.0％と通常の発生率（0.1％）と比較して高い[2,7]．レーザーによる尿管穿孔，熱の発生，介在部での結石の残石が原因といわれている．そのため，結石すべてを介在部から剥離すること，レーザーによる熱損傷（thermal injury）を意識し，尿管への損傷を最小限とすることが重要となる．

1　尿管浮腫・ポリープへの対応

　高度の浮腫や多発のポリープは，結石の視認を困難とし，レーザーの誤発射に伴う出血や尿管損傷の原因となる．そのため，レーザー発射の際に，逆行性灌流を用いて意図的に尿管を拡張させることが有用となる（図2）．灌流圧の調節は，助手によって行われることも多く，砕石を行う術者と助手の間での協調動作が治療効率に関係する．嵌頓結石の場合，多くは尿管が完全に閉塞していることが多く，灌流液は UAS からバックフローとして排出される．バックフローの減少は，結石が開通したサインであり，腎瘻を留置していない場合は，腎盂内圧の上昇に注意する．

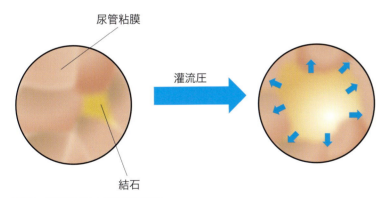

図2　灌流圧による尿管拡張

2　レーザーによる熱損傷を意識した砕石方法

　Ho：YAG レーザーの砕石効率は高いが，熱による組織損傷に留意が必要である．中下部尿管結石に対するランダム化比較試験では，レーザーを用いた URS はリトクラスト® による URS と比較して，治療成績は良好であるが，術後の尿管狭窄は有意に多いことが報告されている[8]．また，レーザーの尿管に対する影響を ex vivo で解析した研究では，熱損傷は水平方向だけではなく，垂直方向にも起きていることがわかっている[9]．尿管粘膜への直接的な誤照射だけではなく，周囲の尿管壁に対する熱損傷も加味して破砕することが重要である．そのため，<u>砕石は結石中心部から開始し，尿管への照射の影響を最低限とすること</u>，<u>尿管に固着する結石以外は，腎側へプッシュバックし，介在部での操作を極力減らすこと</u>が求められる．レーザーセッティングは Short pulse mode，Long pulse mode それぞれの特徴を理解したうえで選択する．Short pulse mode は，中心部から砕石する際に，結

石を断片化させることに適している．一方，発生するバブルが大きくなるため尿管壁に近い場所での高エネルギー照射は避けたほうがよい．また，Long pulse mode は，連続照射により灌流液の急激な温度上昇が問題となる．そのため適切な灌流環境を保つこと，さらには連続照射を避けることが重要となる．

固着した結石は，レーザーで照射すると，容易に尿管粘膜に熱損傷が起き，術後の尿管狭窄の原因となる．軟性尿管鏡の易操作性を利用し，常にレーザーを尿管外側から内腔に向けて照射することや，固着結石を尿管鏡の先端やバスケット鉗子を用いて剥離することが，合併症を起こさないコツである．

硬性／軟性尿管鏡の選択は，結石の位置や操作性で判断する．硬性尿管鏡の場合，固定しやすく直線化されているため，結石固着の剥離は容易となる．一方，可動制限によりレーザーの先端を自由に操作することは難しく粘膜への直接照射には注意が必要となる．さらに嵌頓結石の場合，灌流液が結石介在部で滞留するためレーザーの連続照射はレーザー熱による晩期尿管狭窄をきたす可能性が高い．

4) 術後の注意点

嵌頓結石に対する URS の術後合併症は高く，文献的には粘膜損傷を 40〜49.2％，尿管穿孔を 5.1〜19％，尿管狭窄を 7.8〜24％に認めると報告されている．そのため筆者らは，尿管ステントは 2〜4 週間留置するようにしている．また，術後 3 か月以内に合併症である尿管狭窄の 80％が診断されるため[2,10]，尿管ステント抜去後，早期に CT や超音波検査を行い，尿管狭窄の有無を評価する．結石介在部に結石が認められ，水腎の改善が認められない場合には，早期に尿管鏡での観察を行い，残石や尿管狭窄に対する処置を行うことが必要である．

［文献］

1) Morgentaler A, Bridge SS, Dretler SP：Management of the impacted ureteral calculus. J Urol 143：263-266, 1990
2) Roberts WW, Cadeddu JA, Micali S, et al.：Ureteral stricture formation after removal of impacted calculi. J Urol 159：723-726, 1998
3) Mugiya S, Nagata M, Un-No T, et al.：Endoscopic management of impacted ureteral stones using a small caliber ureteroscope and a laser lithotriptor. J Urol 164：329-331, 2000
4) Hamamoto S, Okada S, Inoue T, et al.：Prospective evaluation and classification of endoscopic findings for ureteral calculi. Sci Rep 10：12292, 2020
5) Istanbulluoglu MO, Goren MR, Cicek T, et al.：An alternative treatment for high-burden ureteral stones：percutaneous antegrade ureteroscopy. Urol Res 39：389-392, 2011
6) Türk C, Petřík A, Sarica K, et al.：EAU Guidelines on Interventional Treatment for Urolithiasis. Eur Urol 69：475-482, 2016
7) Fam XI, Singam P, Ho CC, et al.：Ureteral stricture formation after ureteroscope treatment of impacted calculi：a prospective study. Korean J Urol 56：63-67, 2015
8) Li L, Pan Y, Weng Z, et al.：A Prospective Randomized Trial Comparing Pneumatic Lithotripsy and Holmium Laser for Management of Middle and Distal Ureteral Calculi. J Endourol 29：883-887, 2015
9) Molina WR, Silva IN, Donalisio da Silva R, et al.：Influence of saline on temperature profile of laser lithotripsy activation. J Endourol 29：235-239, 2015
10) Weizer AZ, Auge BK, Silverstein AD, et al.：Routine postoperative imaging is important after ureteroscopic stone manipulation. J Urol 168：46-50, 2002

Case 2
尿管嵌頓結石 ②

【症　例】　60歳代後半，男性．
【主　訴】　右水腎症．
【既往歴】　X年4月：S状結腸癌に対しS状結腸切除術．
【内服薬】　なし．
【現病歴】　S状結腸癌の術前CTにて右尿管結石に伴う右水腎症を指摘，S状結腸切除術後，結石の加療目的で他院より紹介受診．自覚症状はなし．
【血液生化学所見】　特記すべきことなし．
【尿所見】　蛋白(1+)，潜血(1+)，RBC 1〜4/HPF，WBC 1〜4/HPF．
【尿培養】　陰性．
【画像所見】　KUB(図A)：右上部尿管に16×10 mm大の結石．
　　　　　　腹部単純CT(図B)：右尿管結石に伴う右高度水腎症と尿管の蛇行．

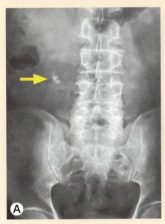
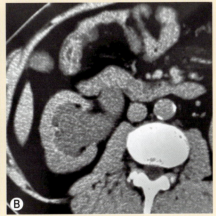

●診断
高度水腎症を伴う16×10 mm大の右上部尿管結石．

●術前計画
腎萎縮を伴う高度水腎症から長期嵌頓結石を疑い，内視鏡治療を選択する．URSを選択する際，以下のことが想定される．

結石より遠位の尿管：
- 長期嵌頓に伴う尿管狭窄
- 尿管の屈曲による尿管走行の誤認，尿管鏡の到達困難

結石介在部：
- 高度浮腫と多発するポリープ形成に伴う尿管鏡での視野確保困難
- 結石と尿管壁との高度な固着
- 残石やレーザー熱による晩期尿管狭窄の発生

- 結石直下での尿管の輪状狭窄と屈曲

高度水腎に伴うもの：
- 術中腎盂内圧の上昇による周術期の有熱性尿路感染や敗血症性ショックの危険

上記から腎盂の減圧目的に経皮的腎瘻造設を先行し，二期的に URS を計画した．

また尿管鏡による結石への到達困難に遭遇した際には経皮的な順行性尿管砕石術（antegrade ureteroscopy：ante-URS）による砕石から ECIRS へ移行できるよう，術前に準備した．

X 年 8 月：半側臥位にて中腎杯に経皮的腎瘻造設（12 Fr 腎盂カテーテル留置），その 2 日後に URS を施行した．

◉手術の実際

ante-URS を想定し Barts 修正 Valdivia flank free 体位で手術を開始し，ECIRS に準じ機器配置を行った．経尿道的に 10/12 Fr UAS を留置し軟性尿管鏡にて結石介在部を観察すると，多発ポリープが認められた（図 1）．介在部下の尿管が屈曲し，ポリープによる視野確保も難渋するため，ante-URS を施行した．経皮的にセーフティ GW を留置後，10/12 Fr 経皮的尿路拡張用デバイスを腎盂に留置したのち，シングルユース軟性尿管鏡を用いて ante-URS を施行した（図 2）．介在部から結石を外したのち，経皮的操作は 7 Fr 硬性腎盂鏡に変え，ECIRS を施行した．経尿道的操作および ante-URS で完全結石除去を確認し，尿管ステント留置を行った．腎トラクト部から出血は認められず，チューブレスで終了した．

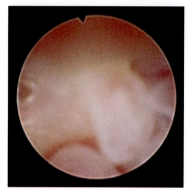

図 1　経尿道的軟性尿管鏡による結石介在部所見
多発するポリープにより，結石の視認が困難．

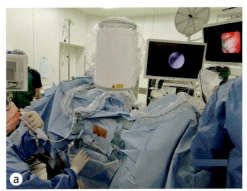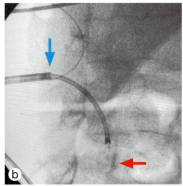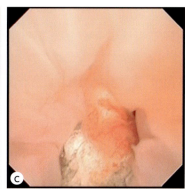

図2 ante-URS の実際
a：手術風景．
b：X線透視画像（青矢印：経皮的トラクトの先端，赤矢印：結石の位置）．
c：介在部の内視鏡所見．

●解説

　長期嵌頓結石では結石より遠位の尿管狭窄を伴うことが多い．尿管狭窄に遭遇したとき一般的には尿管ステント留置を行い待機的 URS を行う．一方，長期嵌頓結石においては結石の固着により GW が介在部を通過せず，多くは尿管ステント留置を行うことが困難である．経尿道的に結石まで到達できない場合，ante-URS を考慮する．

　ante-URS は，経尿道的操作で到達困難な症例に対する代替手段として位置づけられる[1]．一般的には PCNL の手技に準じて 24～30 Fr の経皮的トラクトを使用し，硬性腎盂鏡または硬性尿管鏡を用い，その結石除去率は 86～98.5％ と報告されている[2]．長期嵌頓結石に対する URS では，結石介在部における高度の浮腫やポリープにより結石の視野確保は容易ではない．また不完全な結石の除去や，固着した結石の遊離に用いられたレーザー熱より，晩期尿管狭窄の発生が問題となる[3～5]．さらに高度水腎症による尿管の屈曲や，介在部より遠位の尿管狭窄により結石介在部への到達が困難なことも経験する．一方，ante-URS は経尿道的操作で視認しにくい結石に対しても観察可能である．また，経皮的トラクトによる腎盂の減圧は尿管の直線化を導き，結石介在部への軟性尿管鏡の到達を容易にする．ante-URS を経尿道的操作と組み合わせることで，レーザー熱，結石介在部の残石による晩期尿管狭窄の発生を減少させると思われる．

　ante-URS に軟性尿管鏡を用いる利点・欠点は以下が挙げられる[5]．

利点

① 10～14 Fr 程度の細径の経皮的シースの使用が可能．

② 下部尿管まで観察が可能．

③ 軟性尿管鏡の広い操作範囲．

欠点

① 軟性尿管鏡損傷の危険性．

② 経尿道的 URS に比べ操作が困難．

③ 腎盂の減圧に伴い，腎盂腎杯内でのオリエンテーションが困難．

④ トラクト造設された腎杯の位置による操作制限．

　ante-URS を一期的もしくは腎瘻を先行し二期的に行うかは，患者の状態と術者の技量をもとに，安全性を優先し決定するのが望ましい．

　体位は ECIRS に準じ，トラクト造設が安全に行える体位を選択する．経尿道的操作と経皮的操作をスムーズに行うために修正 Valdivia flank free 体位を推奨する．二期的に行う際には ante-URS を行う体位と同一の体位

（半側臥位）で腎瘻造設を行うのが望ましい．

　経皮的トラクト先端の位置を腎盂内に置くか，結石直上の尿管内に置くかは議論のあるところである．筆者らはUltra mini-PCNL用の経皮的金属シース，もしくは13〜15 cm前後の尿路拡張用シースをトラクトシースとして用い，その先端を腎盂に位置させante-URSを施行している．尿管内への留置では軟性尿管鏡の直線化は保たれるが，シース先端と尿管粘膜との接触による尿管損傷が危惧される．

[文献]

1) Türk C, Neisius A, Petrik A, et al.：EAU Guidelines：Urolithiasis. https://uroweb.org/guidelines/urolithiasis/
2) Istanbulluoglu MO, Goren MR, Cicek T, et al.：An alternative treatment for high-burden ureteral stones：percutaneous antegrade ureteroscopy. Urol Res 39：389-392, 2011
3) Khalil M：Management of impacted proximal ureteral stone：Extracorporeal shock wave lithotripsy versus ureteroscopy with holmium：YAG laser lithotripsy. Urol Ann 5：88-92, 2013
4) Legemate JD, Wijnstok NJ, Matsuda T, et al.：Characteristics and outcomes of ureteroscopic treatment in 2650 patients with impacted ureteral stones. World J Urol 35：1497-1506, 2017
5) Degirmenci T, Gunlusoy B, Kozacioglu Z, et al.：Outcomes of ureteroscopy for the management of impacted ureteral calculi with different localizations. Urology 80：811-815, 2012
6) 岡田真介，皆川真吾，森川弘史，他：尿管嵌頓結石に対する軟性尿管鏡操作を用いた経皮的順行性砕石術の有用性の検討．Jpn J Endourol 31：119-125, 2018

Case 3

尿管屈曲

【症　例】　50歳代前半，女性．
【主　訴】　CT異常．
【既往歴】　関節リウマチ（RA）．
【内服薬】　プレドニゾロン 30 mg/日．
【現病歴】　X年4月：RAの定期検査のCTで右腎尿管結石が認められた．自覚症状なし．
【身体所見】　身長 148 cm，体重 43 kg（BMI 19.6 kg/m^2）．
【血液生化学所見】　特記すべきことなし．
【尿所見】　蛋白（1＋），潜血（1＋），RBC 1〜4/HPF，WBC 1〜4/HPF．
【尿培養】　陰性．
【画像所見】　KUB（図A）：10×7 mm大の右上部尿管結石（L2〜3脇）と22×12 mm大の右下腎杯結石．
　　　　　　腹部単純CT（図B）：軽度の右腎盂拡張．

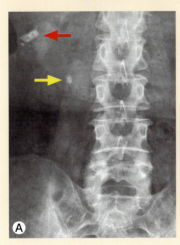
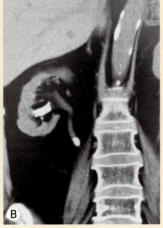

●診断
軽度腎盂拡張を伴う右上部尿管結石と右下腎杯結石．

●術前計画
ECIRSを提示するも患者の強い希望から，複数回のURSを行う方針となった．
本症例では，以下のことが想定される．
- ステロイド内服に伴う易感染性
- 上部尿管結石に伴う尿管屈曲
    - 結石への到達困難
    - 開通後の腎盂内圧の上昇
    - 腎盂への到達困難

上記から，この症例の術前計画のポイントは以下と思われた．
① 尿管屈曲による尿管結石への到達が困難な際への到達方法（GW による屈曲の直線化が得られない際の対処法）
② 術中の腎盂の減圧
③ 抽石できない場合の対応と，二期的 URS に向けて stone street を作らない砕石方法
④ 手術時間の上限の設定

患者希望に従い二期的に URS を計画するが，術中の腎瘻造設，経皮的アプローチ(ante-URS)への移行を想定し，患者に説明，同意を得た．

X 年 5 月，砕石位にて URS を施行した．ステロイド内服中であり，術中にステロイドカバーを施行した．

●手術の実際

全身麻酔下砕石位にて手術を開始した．

透視下に挿入した GW は結石介在部を通過し，通常の URS に準じて半硬性尿管鏡を用いて下部尿管から結石介在部まで観察した．結石介在部では尿管狭窄が認められた．尿管は GW 挿入にて直線化されているが，抜去とともに尿管屈曲が引き起こされることが想定された（図 1a）．10/12 Fr UAS 35 cm を結石下に留置したのち，セーフティ GW を UAS 外に留置した．結石の視認は可能であったため，レーザーによる砕石を行い（図 1b），介在部から結石を外した．腎盂へ軟性尿管鏡を進めるも，UAS からの排液は得られず腎盂が拡張した状態であった（図 2）．またセーフティ GW を抜くと尿管が屈曲し，腎盂への到達が困難であった．そこで UAS の先端が尿管狭窄

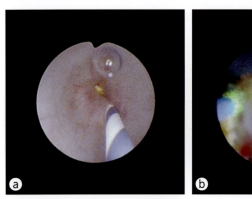
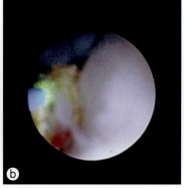

図 1　URS による結石介在部所見

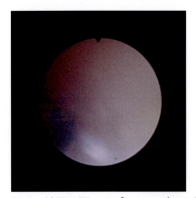

図 2　結石の腎へのプッシュバック後の腎盂内所見

部を越すように再挿入した．これにより腎盂の減圧が得られたため，セーフティGWを抜去，プッシュバックした破砕片，および腎結石の一部に対し砕石，抽石を行った．3週間後に，腎結石に対してURSを施行し，結石除去が得られた．

●解説

尿管屈曲は結石，腎盂への到達が困難であることに加え，抽石時に屈曲部で結石が引っかかり抜けなくなる，UASからの排液が得られず腎盂内圧の上昇が起きやすいなど，治療に難渋する状態である．尿管屈曲の解除が得られない限り，尿管鏡の腎盂への到達や尿管ステントの留置は困難である．

1）尿管屈曲の発生の機序

呼吸による腎の動きに伴い上部尿管は屈曲する．吸気時には腎は尾側へ移動し上部尿管の屈曲が発生するが，呼気時には腎は頭側へ移動し，屈曲が軽減される．また尿管鏡操作やUAS留置など逆行性の物理的な挿入や，生食灌流による水腎形成は，尿管屈曲を悪化させる要因である．上部尿管は性腺静脈との交叉部(crossing point，以下CP)との位置関係の把握が重要である．CPは右側では第4腰椎上1/3，左側では第3～4腰椎あたりに存在し，CPより膀胱側の尿管周囲は線維性組織で固定されているため可動性に乏しく，CPより腎側の尿管は可動性が大きいことから尿管屈曲が発生しやすいと考えられている[1]．これに加え尿管結石による介在部の尿管狭窄や，低身長，女性，右側など腎の可動性が大きくなる要因が加わると，腎盂へ再現性のある到達が困難となる尿管屈曲が発生する．本症例では低身長の女性でCPより頭側に尿管結石が存在したことから，術前に上部尿管屈曲を想定し手術を計画した．

2）尿管屈曲に対する対応

GWを挿入し直線化を行ったのち，セーフティGWを留置する．しかしながらGWが留置できない症例や，セーフティGWがその後の操作を妨げる症例も存在するため，GWを留置しない場合の対処法を知っておく必要がある．尿管屈曲を解除する対処法は以下のとおりである．

1　尿管鏡やUASを尾側に引く

硬性尿管鏡挿入時やUAS留置時は，尿管が頭側に押されることで，可動性の高い上部尿管が屈曲する．まずは挿入したデバイスを尾側に引くことで尿管屈曲を軽減させる(図3)．

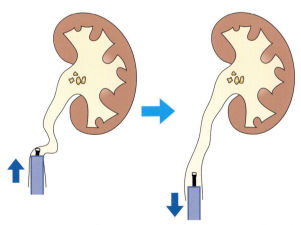

図3　逆行性デバイス挿入により発生した尿管屈曲に対する解除方法

2 腎盂の減圧を行う

水腎が高度な症例では，可動性の高い上部尿管が屈曲する．このような場合，腎瘻造設は有用で，腎盂の減圧を得ることで尿管屈曲は軽減される．またその後のECIRS（ante-URS）への移行が可能となる．腎瘻造設をせずに腎盂へ到達できた場合でも，生食灌流により水腎は悪化し，その後の腎盂への到達は困難になる．抽石前に腎盂尿を尿管鏡から吸引し腎盂拡張を軽減させておくことが重要である（→ Case 2 参照）．

3 腎を挙上させる

肋骨下の腹部を頭側，腹側に圧排し，患側の腎を挙上させ，尿管屈曲を解除させる（Mertz maneuver）．

4 尿管屈曲に対して呼気に合わせて軟性尿管鏡を挿入する

腎の呼吸性変動，すなわち吸気時には腎は尾側へ移動するため，上部尿管は屈曲しやすい．患者の呼気に合わせて軟性尿管鏡を進める．

5 軟性尿管鏡を利用する[2]

上部尿管結石介在部下での尿管屈曲で，GW が結石介在部を通過しない際に GW と尿管鏡の屈曲操作，軸回転操作を用いて屈曲を解除する．

屈曲部下で GW の先端を出した状態で，屈曲した尿管部に GW と軟性尿管鏡を進める．この状態で，患者の呼気に合わせて軟性尿管鏡を尾側に引きながら直線化させる．また GW で尿管壁を吊り上げる方向に軟性尿管鏡を軸回転させる（図4）．

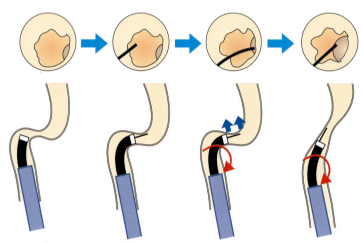

図4　GW と軟性尿管鏡による上部尿管屈曲の解除方法

[文献]

1) 岡田真介，加藤祐司，山内崇生，他：特集 こんなときどうする!?—泌尿器科手術のトラブル対処法 013　尿管が蛇行していてガイドワイヤーが入らない．臨泌 65：48-50, 2011
2) Kamo M, Nozaki T, Yoshida K, et al.：Kinking of the upper ureter in CT urography：anatomic and clinical significance. Surg Radiol Anat 38：1115-1121, 2016

Case 4
尿管狭窄症

【症　例】	60歳代，男性．
【主　訴】	左水腎症．
【既往歴】	X−3年：左腎盂尿管移行部結石（1.1×1.0 cm 大，図A，B）に対しSWLおよびURS．
【内服薬】	なし．
【現病歴】	X年：健診にて左水腎症を指摘され受診．自覚症状なし．
【血液生化学所見】	Cre 1.27 mg/dL．
【尿所見】	蛋白（1＋），潜血（1＋），RBC 1〜4/HPF，WBC 1〜4/HPF，左腎盂尿細胞診：class 3．
【画像所見】	腹部CT（図C，D）：左腎はgrade 4水腎症． 逆行性腎盂尿管造影（図E）：左腎盂尿管移行部に尿管狭窄． 腎シンチグラフィー（^{99m}Tc-MAG$_3$）：左閉塞パターン，左分腎機能10％．

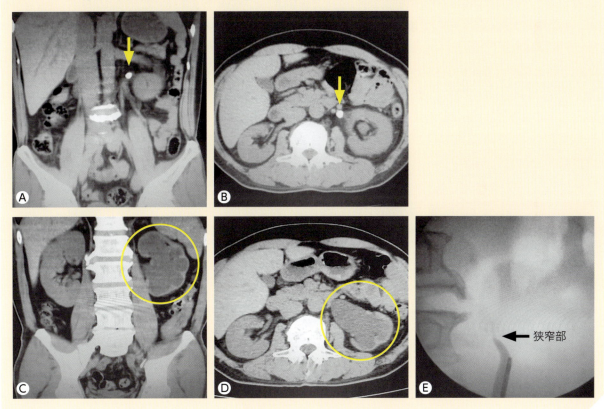

◉診断
URS後のgrade 4水腎症を伴う医原性左上部尿管狭窄．
鑑別診断：左尿管癌．

◉術前計画
左尿管鏡検査では，UPJがピンホール状で1.5 cmの尿管狭窄が認められた（図1矢印）．狭窄部を6か所生検

し，悪性所見は認められなかった．医原性尿管狭窄症と診断し，腎機能温存を目的に尿管狭窄レーザー切開・バルーン拡張術（endoureterotomy＋balloon dilation）を計画した．

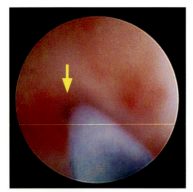

図1　尿管鏡所見

●手術の実際

　GW留置後，半硬性尿管鏡操作で尿管狭窄部に正対できなかった．GWを2本用いて，10/12 FrのUASを留置し，1本をセーフティGWとした（図2a）．軟性腎盂尿管鏡下230 μmのHo：YAGレーザー（設定0.6～1.0 J×6～10 Hz，MOSES™ contact mode）を用いて，尿管4～7時方向を狭窄部とその前後5～10 mm，深さは尿管周囲脂肪組織が見えるまで切開した（図3）．狭窄部にワーキングGWを挿入し，尿管拡張バルーン（15 Fr，4 cm）で尿管拡張術（25 atm，5分）を施行した（図2b）．軟性腎盂尿管鏡で拡張部を観察し，非切開部の尿管粘膜が温存されていること，および活動性の出血がないことを確認し，GWを2本留置しUASを抜去した．2本の6 Fr尿管ステントを留置して終了した（図4）．尿管ステントは8週間留置したのち，抜去2週間後のCTにて水腎症の改善を確認した（図5）．

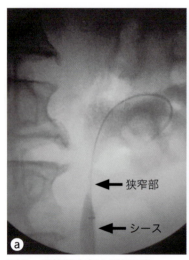 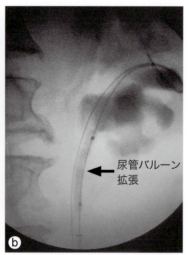

図2　尿管狭窄部の透視画像
b：尿管バルーン拡張

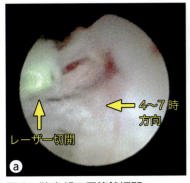
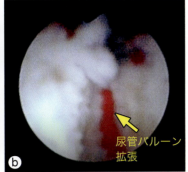

図3 狭窄部の尿管鏡切開

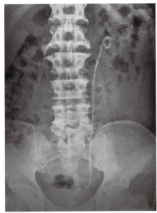

図4 術後KUB

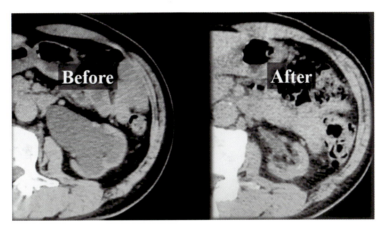

図5 術前・術後の左水腎症の変化

●解説

1）尿管狭窄症に対する治療アルゴリズム

尿管狭窄症に対する治療アルゴリズムは，1）尿管狭窄の長さと 2）患側の分腎機能により分類される．

1 尿管狭窄の長さによる外科的治療法の選択（表1）

狭窄長が 2 cm 以下では尿管切開術や尿管バルーン拡張術が選択される．2 cm を超える場合では尿管尿管吻合術や尿管膀胱新吻合術（psoas hitch，Boari flap）など開放手術が選択される．

表1 尿管狭窄の長さによる外科的治療の選択

適応	治療方法	成功率
≦2 cm （再発性の尿管狭窄は含まない）	尿管バルーン拡張術 （逆行性または順行性）	50〜76％（医原性狭窄）
	尿路内視鏡的尿管切開術	56％（尿管嵌頓結石）
	内視鏡的切開＋バルーン拡張術	78.6％
＞2 cm or 再発尿管狭窄	尿路再建術	―
腎盂尿管移行部	腎盂尿管吻合術	―
上部または中部尿管	尿管尿管吻合術	90％
下部尿管	尿管膀胱新吻合術（psoas hitch 法）	85％
高度尿管狭窄または 複数狭窄	尿管再建術（Boari flap） 回腸尿管置換術 自家腎移植	―

Case 4　尿管狭窄症　113

2 患側の分腎機能

分腎機能が 20％以上の際には外科的治療の適応となる．20％未満の場合には単純腎摘出術も考慮されるが，近年の報告からは尿路閉塞性腎機能障害の場合は閉塞を解除することにより腎機能改善が見込めることから，外科的治療を積極的に検討することが望ましい．

2）尿管狭窄レーザー切開・バルーン拡張術のポイント

尿管バルーン拡張術単独では，尿管は全周性に裂けるため，多くの部位でリモデリングが起こり，修復の過程で再狭窄が引き起こされる．一方，狭窄部のレーザー切開術後にバルーン拡張術を施行すると，切開部を中心に尿管は拡張され，非切開部は温存される．これにより非切開部尿管は組織のリモデリングを受けないと考えられる（図6）．

ポイントは以下のとおりである．
① 切開部位は狭窄部の位置により異なり，大血管から遠ざかる方向を切開する（図7）．
② 尿管狭窄瘢痕部は尿管周囲まで炎症が及んでいるため，硬く線維化した部分は直視下に尿管周囲脂肪が露出されるまで切開する．
③ 尿管周囲脂肪層が見えたら狭窄部の前後 5〜10 mm 程度を切開しバルーン拡張を行う．
④ 切開部以外の粘膜を可能な限り温存する．

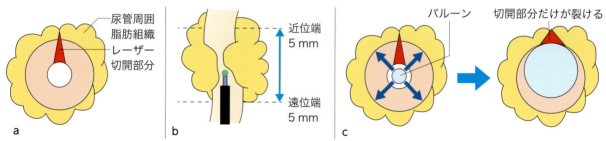

図6 切開のポイント
a：理想の深さ：尿管周囲脂肪が見えるまで切開する．
b：理想の距離：狭窄部の前後 5〜10 mm 程度を切開する．
c：バルーン拡張：切開部分だけが裂け，非切開部は温存される．

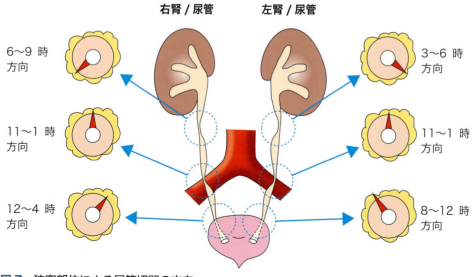

図7 狭窄部位による尿管切開の方向
大血管から離れる方向へ切開する．

3）double ureteral stenting とその後のフォローアップ

　尿管切開後の2本の尿管ステント留置（double ureteral stenting）は狭窄改善率に有効であると考えられている．Hamdy らは RCT の結果から，尿管ステント1本留置による狭窄改善率は 55.6% であったのに対し，2本留置では 78.6% であったと報告した[1]．尿管ステントを2本留置する際には，2本目の挿入時に1本目の尿管ステントが尿管内に迷入しないように注意する．尿管ステントを2本とも腎まで挿入し，ステント付属糸を用いて膀胱側末端の位置を調整したのちに，付属糸と2本の GW を抜去する．尿管狭窄拡張術後の尿管ステントの留置期間に明確なエビデンスはないが，6〜8週間程度との報告が多い．筆者もそれに準じて2か月程度の留置を行っている．尿管ステントの結石付着に注意する．

　尿管狭窄拡張術後は，再狭窄の有無を定期的に確認する．再狭窄は数日で起こることがあるため，尿管ステント抜去後はまず2週間以内に水腎症の程度，症状，腎機能を確認する．その後は，少なくとも術後3か月まで定期的にフォローアップする．

［文献］

1) Mohyelden K, Hussein HA, El Helaly HA, et al.：Long-Term Outcomes of Two Ipsilateral vs Single Double-J Stent After Laser Endoureterotomy for Bilharzial Ureteral Strictures. J Endourol 35：775-780, 2021

Case 5

馬蹄腎に発生した腎結石

【症　例】	40歳代前半，男性．
【主　訴】	左水腎症．
【既往歴】	なし．
【内服薬】	なし．
【現病歴】	以前からCTで腎結石が指摘されていた．健診で左水腎症を指摘され，当科受診．
【血液生化学所見】	特記すべきことなし．
【尿所見】	蛋白(1+)，潜血(1+)，RBC 100以上/HPF，WBC 1～4/HPF．
【尿培養】	陰性．
【画像所見】	**KUB(図A)**：左腎盂に47 mm大の部分サンゴ状結石，下腎杯に多発腎結石． **IVP(図B)**：馬蹄腎に発生した部分サンゴ状結石と水腎． **腹部単純CT(図C，D)**：馬蹄腎と部分サンゴ状結石．

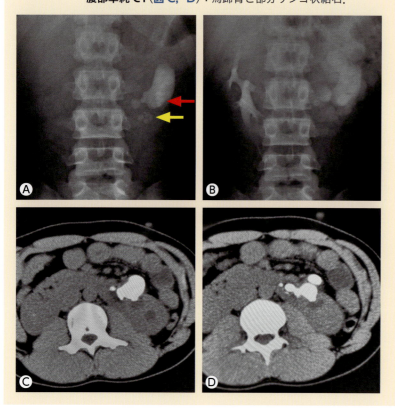

●診断

馬蹄腎に発生した左腎部分サンゴ状結石．

●術前計画

URSの操作範囲の広さを考え，修正 Valdivia flank free 体位での ECIRS を選択した．

● 手術の実際

ECIRSに準じ機器配置を行い，修正Valdivia flank free体位で手術を開始した．URSに準じて11/13 Fr，35 cmのUASを留置し軟性尿管鏡を挿入した．超音波ガイド下に上腎杯穿刺を行い（図1），10 Frまで拡張後，ダブルルーメンカテーテルを挿入し，2本目のセーフティGWを尿管内に誘導したのち，15/17.5 Fr金属シースを留置し経皮的トラクトとした．12 Fr腎盂鏡および軟性尿管鏡を用いて結石を2台のHo：YAGレーザーにて同時砕石し，主に経皮的トラクトを通じて灌流により抽石を行った．下腎杯結石に対して，経尿道的操作，かつ硬性腎盂鏡による経皮的操作ではすべての結石への到達は困難であったため，後日，小児用軟性膀胱鏡を用いて順行性操作を行ったが，すべての下腎杯結石には到達できなかった（図2）．

2年後，増大した結石（図3）に対し，同様に修正Valdivia flank free体位にてECIRSを施行した．上腎杯穿刺による経皮的トラクトを作成，通常のECIRSに加え，シングルユース軟性尿管鏡を用いたante-URSを行った．結石を砕石，バスケット鉗子にて結石を上腎杯に移動させ，経皮的経尿道的に砕石・抽石を行い，結石除去が得られた．

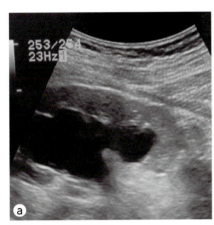
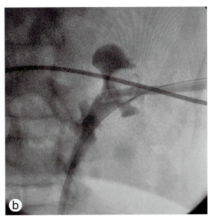

図1　術中画像所見
a：超音波検査所見，b：腎盂造影

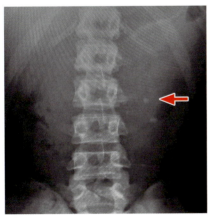
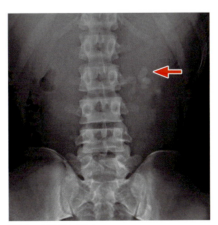

図2　術後KUB

図3　残石の増大

●解説

　馬蹄腎における上部尿路結石に対する治療指針は，結石の大きさ，患者背景に従いSWL，URS，PCNLが選択されている．

　20 mm前後の腎結石に対するPCNLとURSを比較した研究では，1回目の結石除去率（SFR）は両群とも約80％と高く，PCNL群はURS群と比べ治療回数が少ないと報告されている[1]．結石除去が得られなかった症例では，PCNLとURS群ともに，結石への到達が困難であったことが述べられており，馬蹄腎の上部尿路結石における内視鏡治療では，結石への到達の可否がポイントとなる．解剖学的理解は必須であり，術前に造影CT，IVPで腎盂腎杯の形態，尿管の走行を把握することが望ましい．

　治療計画に際し考慮すべきは以下の点である．
　① 解剖学的特徴
　② 内視鏡の操作範囲（特に下腎杯結石への到達方法）
　③ 経皮的操作における穿刺腎杯の選択

1）解剖学的特徴

　多くの場合，腎下極で両腎が融合し（腎峡部），下腎杯は内側へと偏位することから，通常の腎とは腎長軸の向きが異なり，左右腎長軸は下極で交叉する．また腎下極に向かうに従い，腎は腹側へ偏位する．さらに腎茎部は腎前面に位置し，腎盂尿管移行部（UPJ）は腹側に開放し，尿管は腎盂の腹側に付着する（図4）．下腸間膜動脈により腎の上昇が妨げられるため，馬蹄腎の多くは通常の位置より尾側に位置することが多く，経皮的穿刺が可能か否かは，周囲臓器との位置関係により，CTと超音波検査にて確認することが重要である．

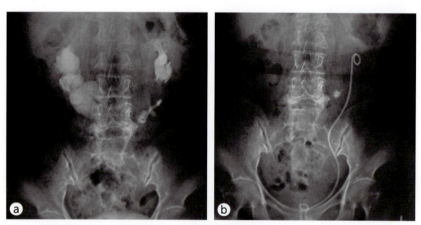

図4　馬蹄腎における腎盂形態（a）と尿管走行（b）

2）内視鏡の操作範囲

1　尿管鏡による経尿道的操作範囲

　馬蹄腎は腎の回転異常，およびUPJの偏位を伴う．馬蹄腎の上部尿管は前述のとおり腹側に位置するため，直線的で半硬性尿管鏡によるUPJへの到達は容易である．

　経尿道的な軟性尿管鏡操作について，尿管，腎盂，上中腎杯への到達は一般的には可能である．一方，下腎杯については，腎の回転に加え，急峻な腎盂腎杯漏斗角（IPA）のために，すべての腎杯への到達は困難で，軟性尿管鏡破損の危険を伴う（図5）．

　シングルユース軟性尿管鏡の使用により経尿道的に到達できる腎杯の範囲が広がっており，結石の移動ができれば，その後の砕石は容易となる．

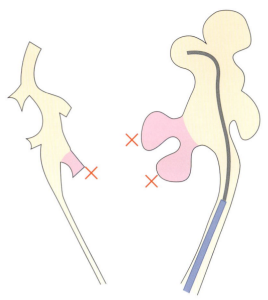

図5 軟性尿管鏡の操作範囲
ピンクの領域は経尿道的操作で到達困難な部位.

2　硬性腎盂鏡による経皮的操作範囲

穿刺腎杯の位置により操作範囲は異なるが，上中腎杯に関しては，通常の腎の操作範囲と大差がない．一方，上中腎杯トラクトからの下腎杯への到達は可能であるが，すべての腎杯内の観察には制限を受ける．

3　軟性鏡による経皮的操作範囲

硬性腎盂鏡と比べ操作範囲は広く，下腎杯の腎杯内への到達も可能である．経皮的操作においては，軟性膀胱鏡と軟性尿管鏡の先端の屈曲範囲の相違に理解が必要である．先端の屈曲は，軟性膀胱鏡は up 170°/down 120°，軟性尿管鏡は up 270°/down 270°であり，屈曲操作範囲の広い軟性尿管鏡は有用性が高い(図6)．また，軟性尿管鏡は細径であり，12 Fr 程度の細径経皮的トラクトでも使用が可能である(図6b)．一方，軟性尿管鏡の屈曲部は長く，トラクト先端の位置関係により屈曲が困難となるため，トラクト先端の位置に注意を要する．また ante-URS 同様，軟性尿管鏡の破損の危険は高いと思われる．

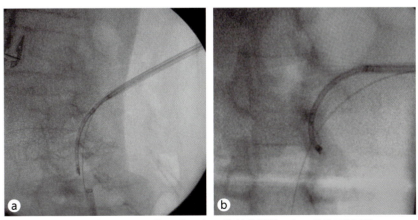

図6 用いる軟性鏡による屈曲の違い(a：軟性膀胱鏡，b：軟性尿管鏡)

3）経皮的操作における穿刺腎杯の選択（図7）

腎下極で融合する馬蹄腎では，通常の腎と比べ，腎は尾側に位置し，上腎杯が最も背側に近いことから，上腎杯，中腎杯穿刺は容易である．馬蹄腎は腎下極に向かうにつれ，主要血管が豊富となることから，背側の上・中腎杯を選択し，超音波ドプラーを用いて血管を避けて穿刺する．

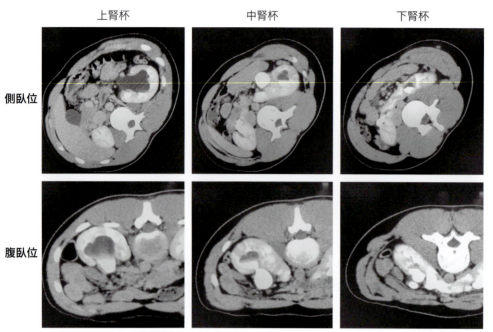

図7　体位の違いによるCT画像

［文献］

1) Eryildirim B, Kucuk EV, Atis G, et al.：Safety and efficacy of PNL vs RIRS in the management of stones located in horseshoe kidneys：A critical comparative evaluation. Arch Ital Urol Androl 90：149-154, 2018

Case **6**

移植腎に発生した尿管結石

【症　例】	70歳代後半，女性．
【主　訴】	発熱．
【既往歴】	X−1年5月：末期腎不全のため中国で献腎移植． X年3月：老年性認知症，全介助． X年5月：両下肢静脈血栓症．
【内服薬】	リクシアナ®，ネオーラル®，ブレディニン®．
【現病歴】	X年5月：移植腎の尿管結石による結石性腎盂腎炎，敗血症の診断で，経尿道的にシングルJ尿管カテーテルを留置．結石の治療目的で紹介．
【血液生化学所見】	Cre 0.82 mg/dL，Hb 7.1 g/dL．
【尿所見】	蛋白(1+)，潜血(1+)，RBC＞100/HPF，WBC＞100/HPF．
【尿培養】	*Escherichia coli*(ESBL)，*Morganella morganii*，*Enterococcus faecium*．
【画像所見】	腹部単純CT(図A)：右骨盤に移植腎．移植腎の尿管に9 mm大の結石(黄矢印)，下腎杯に6 mm大の結石．赤矢印は腹膜の折り返し部位(後述)． KUB(図B)：シングルJ尿管カテーテルと右尿管結石(黄矢印)．

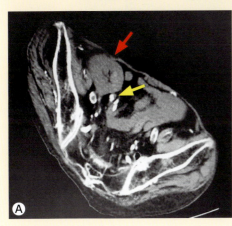 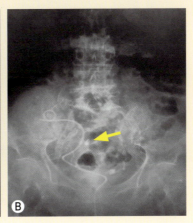

●診断

右移植腎に対しシングルJ尿管カテーテル留置状態．
右移植腎に伴う尿管結石，下腎杯結石．

●術前計画

本症例では以下の点が想定される．

- KUBでの尿管カテーテルの状態から尿管は高度に蛇行．
- 周囲組織との癒着による尿管の可動性不良．
- 結石への到達困難と軟性尿管鏡の破損リスク．
- 抗凝固薬および免疫抑制剤内服による易出血，易感染状態．

以上より，はじめに fURS を計画した．経尿道的に結石へ到達できない際には経皮的操作へ移行，また機能的単腎であるために腎瘻造設で終了し，二期的に ante-URS を行うこととした．術前に超音波検査を自ら行い，穿刺部位を確認した．

●手術の実際

X 年 7 月：前日よりリクシアナ®を休薬し，全身麻酔下に砕石位にて fURS を施行した．シングル J カテーテルから GW を挿入し，これをセーフティ GW とした．半硬性尿管鏡での膀胱尿管新吻合部（以下新吻合部）へアクセスは解剖学的に困難であり，軟性膀胱鏡下に 2 本目の GW を挿入後，新吻合部狭窄を想定し 9.5/11.5 Fr，35 cm の UAS を留置した．新吻合部から頭側の尿管は可動性が不良であったため，UAS の先端は新吻合部を少し越えた位置とした．軟性尿管鏡を GW に沿わせて挿入を試みるも抵抗が強く挿入できず fURS を断念した（図 1a）．尿管カテーテルを腎盂まで挿入し水腎症を作成後，腎瘻を造設した．画像所見から，上腎杯への穿刺は，腹膜と小腸に重なるため困難と判断し，超音波ドプラーで血流が比較的乏しい下腎杯腹側に穿刺を行い，8.3 Fr ピッグテイルカテーテルを留置し，腎瘻造設術およびシングル J 尿管カテーテル再留置を行い終了した（図 1b）．

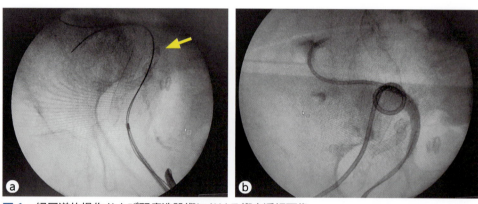

図 1　経尿道的操作および腎瘻造設術における術中透視画像
a：尿管結石

X 年 8 月：全身麻酔下に開脚位にて PCNL を施行した．X 線透視下に腎瘻を拡張し，セーフティ GW を挿入後 15/16 Fr 金属シースを留置した．12 Fr 硬性腎盂鏡と 200 μm のレーザーファイバーを用いて，最初に下腎杯結石を砕石，抽石した（図 2a）．硬性腎盂鏡では尿管結石への到達が困難であったため ante-URS を施行した．シングル J 尿管カテーテルを抜去し経尿道的に GW を留置後，経皮的トラクトからリユーザブル軟性尿管鏡を挿入した．結石は視認できたが軟性尿管鏡損傷の可能性が高く，シングルユース軟性尿管鏡に変更し砕石および抽石を行った（図 2b）．12 Fr 腎盂カテーテルおよびシングル J 尿管カテーテルを留置し手術を終了した．

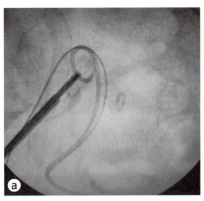 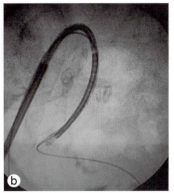

図 2 経皮的アクセスによる術中透視画像

●解説

　移植腎における上部尿路結石の発症頻度は 0.34〜3.26％で，急性腎不全や閉塞性腎盂腎炎を契機に診断されることが多い．通常と解剖が異なること，抗凝固薬・免疫抑制剤内服，機能的単腎状態であることから，治療には十分な術前計画と慎重な手術操作が重要である．術前計画に際し以下の点に注意する[1]．

- ① 膀胱尿管新吻合部の狭窄と位置による経尿道的操作困難
- ② 尿管の蛇行と周囲癒着による腎および尿管の可動性の低下
- ③ 穿刺ラインにおける腎前面まで覆う腹膜の折り返しと腸管の位置関係が不明瞭
- ④ 腎周囲脂肪組織の欠損による脆弱な腎

1）新吻合部の狭窄と位置による経尿道的操作困難

　強引な経尿道的操作は，尿管損傷，新吻合部の狭窄の増悪，軟性尿管鏡の破損を引き起こす．また軟性尿管鏡が抜けなくなる retained URS にも注意が必要である．新吻合部狭窄が認められる際には，経皮的アプローチを考慮すべきである[2]．

2）尿管の蛇行と周囲癒着による腎および尿管の可動性の低下

　腎移植の場合，余剰な尿管が狭い後腹膜腔へ入れられるため，尿管が小骨盤腔で蛇行する．また周囲との高度な癒着のため，UAS 留置は困難なことが多い．そのため，無理な UAS の挿入は尿管損傷，穿孔を引き起こす．術前や術中の逆行性尿路造影による尿管の蛇行と GW の抵抗を確認し経尿道的操作の可否を判断する．

3）穿刺ラインにおける腎前面まで覆う腹膜の折り返しと腸管の位置関係が不明瞭

　移植腎の位置から，経皮的操作は腎腹側の腎杯に穿刺する[3]．腹側腎杯穿刺では，腹膜と腸管の位置関係により穿刺腎杯は限定される．通常，腹膜は腎腹側外側まで覆い，腎上極には腹膜が完全に覆いかぶさっているため，外側・尾側に腹膜の折り返しが存在する（➡ 121 頁，**図 A** 赤矢印）．超音波画像では腎前面の小腸の同定は可能であるが（**図 3**），腹膜の折り返しを観察することは困難であり，CT で腸管の位置を把握し，腹側の下腎杯を確認し，超音波ドプラーを併用し血管を避けることが可能な腎杯を選択する．

　術前の CT 撮影時に，放射線非透過性マーカーを腹膜の折り返し付近の皮膚の上に置き撮影することにより，ある程度の腹膜折り返し部位の術前イメージがつく．

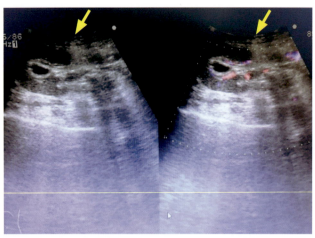

図3 超音波での腸管(矢印)の陰影
左：Bモード，右：widebandドプラー．

4) 腎周囲脂肪組織の欠損による脆弱な腎

移植腎は，膀胱側腔を展開したスペースに配置される．通常，そのスペースは狭いため，腎周囲の脂肪組織が除去された腎を移植する．そのため，移植腎周囲には脂肪組織が乏しく，周囲からの外的・物理的影響を受けやすい．

[文献]

1) Khositseth S, Gillingham KJ, Cook ME, et al.：Urolithiasis after kidney transplantation in pediatric recipients：a single center report. Transplantation 78：1319-1323, 2004
2) Huynh M, Telfer S, Pautler S, et al.：Retained Digital Flexible Ureteroscopes. J Endourol Case Rep 3：24-27, 2017
3) Wong KA, Olsburgh J：Management of stones in renal transplant. Curr Opin Urol 23：175-179, 2013

Case 7

海綿腎における腎・尿管結石

【症　例】	70歳代，男性．
【主　訴】	発熱，肉眼的血尿．
【既往歴】	30歳代から尿路結石の排石を繰り返す．40歳代に複数回のSWL．
【内服薬】	なし．
【現病歴】	X年11月：発熱を伴う肉眼的血尿のため受診．KUBと腹部単純CTで水腎症を伴う両側の尿管結石と多発腎結石が認められた．結石性腎盂腎炎の診断にて同日，両側尿管ステント留置術を施行し，抗菌薬の投与により炎症の改善が得られた．
【血液生化学所見】	抗菌薬治療後：Cre 1.17 mg/dL, Na 141 mEq/L, K 4.4 mEq/L, Ca 9.7 mg/dL.
【尿所見】	蛋白（1＋），潜血（3＋），RBC＞100/HPF，WBC＞100/HPF，pH 5.5，比重 1.010．
【尿培養】	陰性．
【画像所見】	KUB（図A）：10×9 mm大の右尿管結石（赤矢印），7×6 mm大の左尿管結石（黄矢印），両側多発腎結石．腹部単純CT（図B，C）：両側多発腎結石．

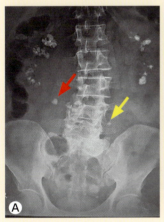 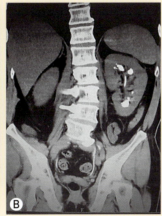 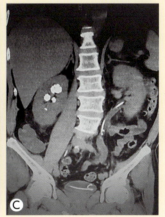

●診断

両側尿管結石，両側多発腎結石．

●術前計画

有熱性尿路感染後の両側尿管結石に対してURSを計画した．術前KUBから海綿腎の可能性を考慮し，腎結石の砕石は行わず腎盂腎杯の観察のみとする方針とした．

●手術の実際

X年12月に左尿管結石に対し，X＋1年1月に右尿管結石に対しURSを施行した（結石成分はともにシュウ酸カルシウム）．左右いずれの腎杯も乳頭粘膜が網目構造を有し囊胞様に拡張しており，薄くなった粘膜下に多数の表面平滑な茶褐色の結石が認められた（図1）．以上から両側海綿腎と診断した．

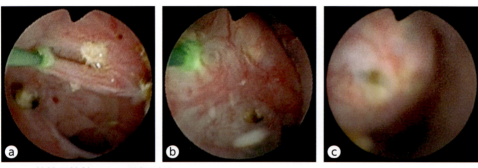

図1　軟性尿管鏡による腎杯所見

　退院後尿管ステントを抜去し経過観察の方針としたが，2週間後に発熱をきたし，腹部単純CTで右中部尿管に水腎症を伴ったstone streetが認められ（図2），右結石性腎盂腎炎と診断し右尿管ステントを留置した．

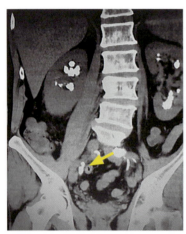

図2　腹部単純CT
右尿管にstone streetが認められる（矢印）．

　X+1年2月に右尿管結石に対してURSを施行した（結石成分：シュウ酸カルシウム）．URS後，外来で尿管ステントを抜去し経過観察するも，同年4月右側，同年8月左側と，尿管への結石の下降による結石性腎盂腎炎を繰り返し，同様の治療を行った．

　以上の臨床経過から，結石性イベントを減らすためにURSによる腎乳頭粘膜切開・開放術（renal papillotomy）および結石除去を実施することとした．

　X+1年10月に左海綿腎に対して，X+2年1月に右海綿腎（図3）に対して，それぞれ2回ずつ施行した．乳頭粘膜切開時のレーザー設定はMOSES™ contact mode 0.5 J×80 Hzとした．

　術後1か月後の血清学検査ではCre 0.98 mg/dL，尿検査ではpH 6.5，比重1.009であり，術前と大きな変化はなかった．24時間蓄尿による尿生化学検査にて低クエン酸尿，低マグネシウム尿が認められたため，過度なアルカリ化に注意しながら，現在ウラリット®とマグネシウムの内服で経過観察中である．術後15か月が経過したが，結石性イベントの発生はなく，腎結石の増大も認められない．

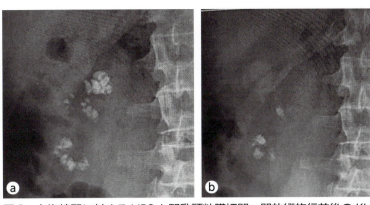

図3 右海綿腎に対する URS と腎乳頭粘膜切開・開放術施行前後の KUB
a：術前，b：術後．

●解説

海綿腎(medullary sponge kidney)は，1908年に初めてBeitzkeらにより報告された[1]．集合管遠位の管状部分が拡張することにより囊胞様，憩室様構造が腎乳頭に多数構築され，その拡張部分に尿のpoolingが起き，石灰化から結石が形成される．海綿腎の主な症状は結石疝痛発作(50～60％)，尿路感染症(20～33％)，肉眼的血尿(10～18％)で，20歳を超えた頃から症状を呈するようになる．海綿腎の患者の30％程度で遠位尿細管アシドーシスを合併し[1]，30～50％の患者で高カルシウム血症が認められる．海綿腎の有病率は女性が高く，Bernsteinらは5,000～20,000人に1人と推定し，泌尿器科通院中の患者に限ると200人に1人の割合と報告している[2]．海綿腎では尿の濃縮機能障害により最大濃縮時尿比重が1.008以下になることがあるとされるが，海綿腎初期の多くの場合は尿の濃縮機能は正常で，残余窒素に異常を認めない．

1）診断

IVPが診断に有用とされる．IVPで海綿腎に特徴的な所見は，① 腎乳頭内の拡張した腎内結石，② 造影剤がpoolingされる乳頭部の空洞・囊胞形成(bouquet of flowers)，③ 乳頭部の造影剤の排泄遅延である(図4a)．近年では，尿管鏡下生検による病理学的診断も報告されている[3]．尿管鏡で，腎乳頭粘膜下に囊胞状に拡張したスペースを認め，同内部にコロコロした結石を多数認める場合やハチの巣様の腎乳頭粘膜変化(honeycomb pattern)を認める場合には海綿腎の可能性が高いと考えられ[3]，今後，尿管鏡所見をもとにした海綿腎の診断基準が

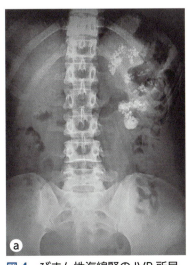

図4 びまん性海綿腎のIVP所見

求められる.

また全腎杯に認めるびまん性の海綿腎(図 4b)や，部分的な海綿腎が存在することがわかってきた．

2) 治療

海綿腎患者の結石治療は，疼痛，有熱性尿路感染，水腎症からの腎機能低下などの症状を呈した際に考慮され，尿管結石に対して通常 SWL，URS が選択される．腎結石に対する PCNL は，結石がびまん性に多発するため困難な場合が多い．無症状であれば基本的には結石増大抑制のための治療(飲水，メタボリック管理など)が中心となり，高カルシウム血症を認めるならサイアザイド系薬剤の投与が有用である．

海綿腎患者では腎乳頭粘膜の破裂と開放により，結石が尿路に頻回に排泄され，結石性イベントが繰り返される(海綿腎の悪性サイクル)．これにより患者は大きな不利益を被るため，筆者らは腎乳頭粘膜切開・開放術を積極的に行っている．開放された腎乳頭内の残石はその後の結石性イベントの原因となるため，標的腎杯の適切な選択と，結石を完全に除去する技量が求められる．腎盂腎杯形態を考慮し，結石が下降しやすい上中腎杯を中心に切開する．

[文献]

1) Kavoussi LR, Partin AW, Novick AC, et al.：Renal Dysgenesis and Cystic disease of the kidney, Medullary Sponge Kidney. Wein AJ et al.(eds)：Campbell-Walsh Urology. 10th Edition, pp3191-3192. Elsevier, Philadelphia, 2012
2) Berstain J, Gardner Jr KD：Cystic disease of the kidney and renal dysplasia. Harrison JH, et al.(eds)：Campbell's Urology. 4th Edition, pp1339-1442, W. B. Saunders, Philadelphia, 1979
3) Evan AP, Worcester EM, Williams JC Jr, et al.：Biopsy proven medullary sponge kidney：clinical findings, histopathology, and role of osteogenesis in stone and plaque formation. Anat Rec (Hoboken)：298：865-877, 2015

Case 8

回腸導管患者の上部尿路結石

【症　例】	50歳代，男性．
【主　訴】	発熱．
【既往歴】	直腸癌に対し骨盤内全摘，人工肛門(ストーマ)造設術，回腸導管造設術(45歳時)．
【内服薬】	なし．
【現病歴】	X年6月：発熱を主訴に受診，CTにて右尿管結石に伴う結石性腎盂腎炎と診断し，右経皮的腎瘻造設術施行，抗菌薬による加療を施行． X年7月：右尿管結石に対しURSを提示も，患者希望にて7月にSWL施行．砕石効果なく，内視鏡治療を計画した．
【血液生化学所見】	特記すべきことなし．
【尿所見】	蛋白(1+)，潜血(1+)，RBC＞100/HPF，WBC＞100/HPF．
【尿培養】	*Escherichia coli*.
【画像所見】	KUB(図A)：7mm大の右腎結石(尿管結石が腎盂に戻ったもの)および腎瘻造設状態．

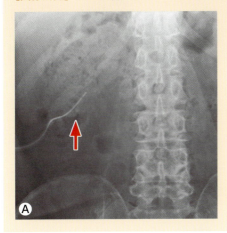

●診断

回腸導管患者の右腎結石，結石性腎盂腎炎後の右腎瘻造設状態．

●術前計画

腎瘻をトラクトとしたECIRS(ante-URS＋URS)を計画した．

●手術の実際

全身麻酔下左半側臥位にて開始．回腸導管内にネラトンカテーテルを挿入，導管造影にてその走行を確認した(図1a)．軟性膀胱鏡にて回腸導管内を観察するも導管-尿管吻合部は同定できなかった．右腎瘻カテーテルから順行性腎盂尿管造影後，GWを2本挿入し，1本を尿管から導管内へ誘導した(図1b, c)．導管内のGWを軟性膀胱鏡で確認し，把持鉗子で体外へ誘導しthrough and throughの状態とした．腎瘻を拡張し，15/16 Fr金属シースを経皮的に留置し12 Fr硬性腎盂鏡を用いて腎盂内を観察，結石を同定し，Ho：YAGレーザーで砕石し，

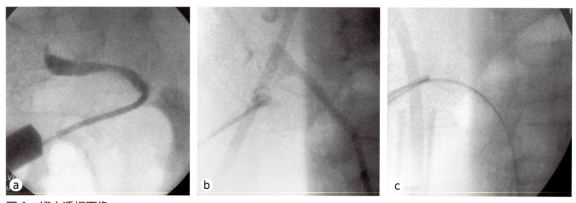

図1 術中透視画像
a：導管造影，b：腎瘻尿管造影，c：尿管内に誘導したGW．

バックフローにて抽石した．尿管内を観察するため，through and throughとしたワイヤーを用いて，導管から逆行性に軟性尿管鏡の挿入を試みるも吻合部を通過しなかった．経皮的にante-URSを施行，尿管吻合部まで観察し，残石のないことを確認した．また順行性に造影し，導管への尿の流入を確認した．逆行性にシングルJカテーテルを留置，腎瘻を抜去し終了した．

● 解説

　尿路変向後の上部尿路結石に対する内視鏡治療は，尿路変向の種類から上部尿路の解剖学的変化を評価し，どのアプローチが結石に到達可能で，効率的な治療となるかを判断する必要がある．筆者らは，基本的にECIRSを前提に術前計画を立てている．そのステップとしては以下のとおりである．

1）体位の決定

　ストーマを有する尿路変向では，患側を挙上した半側臥位を選択する．逆行性操作を行う術者はストーマを有する側（多くの場合右側）で操作する．

2）尿管吻合部（新尿管口）の同定，GWの逆行性挿入

　尿路変向後の内視鏡操作の成功を決める最も重要な過程である．GWが尿管内に逆行性に挿入できれば，尿管カテーテルやUASの留置，軟性尿管鏡使用の可能性が高まる．また尿管吻合部狭窄に対する拡張，腎瘻造設における水腎作成が可能となる．可能ならば術前に確認し，患側にシングルJカテーテルを留置することがその後の手術操作をスムーズに行うコツである．

　導管-尿管吻合の観察は，軟性膀胱鏡を用いて行う．導管の長さや走行は，導管造影にて把握する．尿管吻合法（Nesbit法またはWallace法）は術前に手術記録を確認する．Nesbit法では，左右の吻合部が別々に存在し，吻合部は盛り上がったような状態で存在する．同定が困難な際にはインジゴカルミンを静注しその流出から確認する．一方，Wallace法では導管の断端部に吻合部が存在し，吻合部は左右尿管が同一の腔から分かれる．左右尿管の口径差や尿管の走行から，尿管への挿入（主に右側）は困難なことがある．いずれの吻合法でも逆行性にGWの挿入が困難な際には，順行性操作からGWを導管に挿入し，軟性膀胱鏡で把持，体外へ誘導し，その後の逆行性操作を行う．

3）UASの尿管への逆行性留置と軟性尿管鏡操作

　UAS留置，軟性尿管鏡操作において重要なのは，回腸導管と尿管の角度（導管-尿管角）である．吻合の状態に

よっても異なるが，左側と比べ右側は導管-尿管角が急峻であり，UAS や軟性尿管鏡の挿入は困難なことが多い．一方，左側は導管-尿管角は広く，UAS と軟性尿管鏡は直線的に挿入できることが多く，その後の操作は通常の URS と同様と思われる．逆行性操作が困難な際は経皮的操作に移行する．

多くの場合，狭窄や挿入角度から尿管吻合部で最も抵抗を感じる．強引な挿入による尿管損傷を起こさないため，軟らかい素材の 10/12 Fr の UAS を選択する．UAS が挿入できない場合には，GW 下で軟性尿管鏡をシースレスで挿入する．術中腎盂内圧の上昇が懸念されるのであれば，腎瘻造設を行う．

4）経皮的操作

経皮的操作は，いかなる尿路変向症例においても有用な内視鏡治療であるが，治療の成功には，結石にアクセスできる腎杯にトラクトを造設することが必要である．腎瘻造設の際には，その後の経皮的操作と同一体位で，中〜上腎杯に腎瘻を造設する．多くの場合尿路感染を伴うため，水腎がある際には経皮的腎瘻によるドレナージを先行するのが安全である．

逆行性にアプローチが困難で水腎がない症例では，利尿薬を使用し水腎を作成する，もしくはわずかな腎盂拡張の状態での穿刺が求められる．その際は超音波カラードプラーにて，腎の血管を避け穿刺し，through and through の状態とする．次に，順行性に回腸導管まで誘導した GW を用い，逆行性に挿入した尿管カテーテルで水腎を作成し，再度適切な腎杯に穿刺を行う．回腸導管や新膀胱に造影剤を注入しクランプを行い，尿管逆流を用いて軽度の腎盂拡張を作成する方法もあるが，回腸導管や新膀胱の過度な拡張は細菌尿の血管内溢流を起こす危険があることに注意が必要である．

Case 9

小児腎結石，膀胱結石

【症　例】	2歳9か月，男児．
【主　訴】	発熱，排尿時痛，オムツへの膿付着．
【既往歴】	なし．
【内服薬】	なし．
【現病歴】	X年9月：発熱，排尿時痛，オムツ内への膿付着にて受診し，尿路感染症として治療． X年10月：超音波検査およびCTで右腎結石と膀胱結石を認めた．尿沈渣でシスチン結石を疑い，その治療目的で紹介受診．
【血液生化学所見】	WBC 12,800/μL，CRP 6.19 mg/dL．
【尿所見】	pH 5.5，蛋白(−)，尿糖(−)，RBC 5〜9/HPF，WBC＞100/HPF，シスチン濃度 492 mg/L．
【尿培養】	*Pseudomonas aeruginosa*．
【画像所見】	KUB(図A)：17×10 mm大の右腎結石(**黄矢印**)，35×30 mm大の膀胱結石(**赤矢印**)． 腹部単純CT(図B，C)：右腎結石(CT値 942 HU)，右水腎(G3)，膀胱結石(CT値 948 HU)．

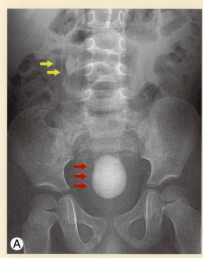
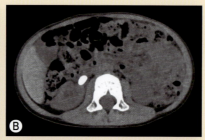
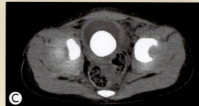

●診断

膀胱結石，右腎結石．

●術前計画

　本症例は，小児におけるシスチン尿症に伴う尿路感染，膀胱結石，腎結石を併発した病態であった．そのため，尿路感染の治療を行ったのち，結石の増大予防として，尿のアルカリ化薬(ウラリット®)，キレート剤(チオプロニン)の投与を行った．

　次に，膀胱結石，右腎結石の順番で治療を二期的に計画した．膀胱結石に対する手術は，膀胱切石術，膀胱砕石術(経尿道的)，経皮的内視鏡手術の3つがある．膀胱結石に対する膀胱砕石術は低侵襲治療であるが，尿道径が細い小児患者において結石が巨大な場合は，灌流効率の低下や砕石片の抽石が問題となる．そこで本症例では，膀胱瘻を造設し，経尿道的に砕石，経皮的に抽石を行うことにした．

腎結石に対する手術は，fURS，PCNL，ECIRSの3つが考えられた．結石サイズは17 mm大であることから，いずれの術式の適応もあると考えたが，シスチン結石であり，単回での結石除去を目指しECIRSを選択した．

●手術の実際

1) 膀胱砕石術

全身麻酔下，蛙足仰臥位にて手術を開始した．直視下にて7.5 Fr硬性腎盂鏡を経尿道的に挿入し膀胱結石を確認したのち，超音波下および鏡視下に14 Gの留置針を経皮的に膀胱に穿刺し術中の灌流路とした（図1）．灌流はウロマット®持続灌流システムを用いた．365 μm Ho：YAGレーザーを用いて0.2 J×50 Hzの設定で砕石した．粗大な砕石片がなくなった時点で膀胱穿刺部を12 Frまで拡張，11/12 Fr金属シースを留置し経皮的に砕石片を回収した（図2）．その後，尿道カテーテル（8 Fr）から持続灌流を行い，経皮的に細径腎盂鏡を挿入することで，ハイドロダイナミック効果による抽石を行った（図3）．結石成分はシスチン結石であった．右腎結石の治療を考慮し，右尿管ステント（14 cm）を留置した．

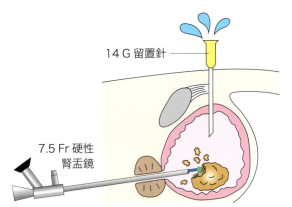

図1　膀胱瘻造設と腎盂鏡による砕石

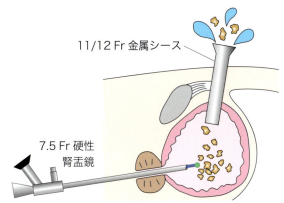

図2　膀胱瘻の拡張

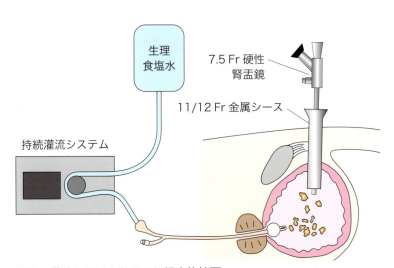

図3　灌流システムを用いた経皮的抽石

2）右腎結石に対する ECIRS

　全身麻酔下開脚腹臥位にて成人の手技に準じて施行した．UAS は 9.5/11.5 Fr，13 cm を使用した．超音波を用いて，下腎杯から穿刺し，11/12 Fr 金属シースを用いてトラクトを作成後，PCNL，fURS 側ともに Ho：YAG レーザーを用いて砕石した．破砕片は，トラクトシースから灌流を利用して抽石した．完全結石除去が得られ，経皮的トラクトからの出血も少量であったため腎瘻カテーテルは留置せず 4.7 Fr 尿管ステントのみ留置した．尿管ステントは紐をつけたまま，尿道カテーテルに固定し，術後 2 日目に尿道カテーテルとともに抜去した（**図 4**）．結石成分は，前回同様シスチン結石であった．

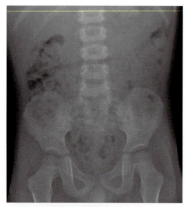

図 4　術後 X 線写真

3）再発予防と治療

　シスチン結石の予防は，① 水分摂取，② 食事制限（低蛋白食），③ 酸性尿のコントロール，④ キレート剤の投与がある．しかし小児に対しては，過剰な水分摂取は期待できず，食事制限も成長への影響から勧められないため，③，④ が重要となってくる．本症例では，術前の尿 pH 5.5，シスチン濃度 492 mg/L であり，シスチン溶解度曲線（**図 5**）からは結石が形成される状態であったため，チオプロニン 100 mg，クエン酸製剤 1,000 mg の内服を開始した．その後，術後 3 か月で再検した際には pH が 8.0 と上昇したがシスチン濃度も 585 mg/L と上昇したためチオプロニンを 200 mg に増量した．その結果術後 6 か月での再検時には良好に結石を溶解できる状態が維持され，術後 2 年経過しても再発は認めていない．

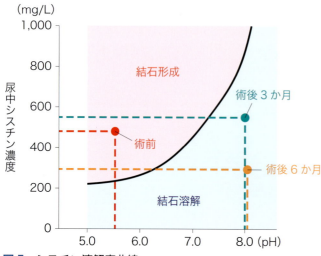

図 5　シスチン溶解度曲線

●解説

　小児の尿路結石症の有病率は約 2% と低いが，生活習慣や食生活の変化とともにこの 20 年間で増加している[1]．小児期の尿管は，弾力性や伸展性があること，さらには小児特有の尿管の短さや運動量が多いことにより，比較的大きな尿管結石でも自然に排石すると報告されている[2]．しかし，男児では，尿道の径が狭く，尿管から膀胱に下降しても，体外には排石せずに膀胱内で増大する症例もある．

　10 mm を超える腎結石は，無症状であっても経過観察中に大きくなる可能性があるほか，疼痛発作や尿路感染や腎機能低下などの原因となり治療が勧められる．小児尿路結石症に対する外科的治療は，この 20 年間で劇的に進歩した．EAU のガイドラインによると，10 mm 以下の腎結石や 10〜20 mm 大の上・中腎杯結石は SWL が第一選択とされる．また，10〜20 mm 大の下腎杯結石，20 mm 以上の腎結石，サンゴ状結石に対する外科的治療は，PCNL が第一選択とされている[3]．しかし，機器の改良と小型化により URS や mini-PCNL が使用されるようになり，より効率的な治療が可能となっている[4,5]．小児腎結石に対する外科的治療では，治療成績の向上はもとより，手術侵襲を軽減し，将来的な腎機能低下のリスクを回避することが重要である．術中・術後の合併症が，長期経過観察における腎機能低下と関連するため，より確実で，低侵襲の治療が求められる．本症例ではより少ない治療回数で，安全な治療を目指すため，以下に着目し，膀胱砕石術と ECIRS を行った．

1）膀胱砕石術

1　細径硬性腎盂鏡，膀胱瘻造設，持続灌流システム

　小児の問題点の 1 つに陰茎が小さく，尿道が細いことが挙げられる．小児膀胱鏡は内筒・外筒からなり，外筒を通して灌流や結石の抽石はできるものの，その効率は悪いため，7.5 Fr 細径硬性腎盂鏡を使用し灌流路として 14 G 膀胱瘻を造設した．さらに，持続灌流システムの使用は，膀胱内圧を一定に維持することで良好な視野が確保され，切れ目のないレーザー砕石を可能とした．

2　高出力レーザー

　細径の硬性腎盂鏡で使用できる機器は限られ，Ho：YAG レーザーを使用した．高出力レーザーの特徴の 1 つである，Dusting モード〔低出力（J），高周波数（Hz）〕を使用することで，効率的な抽石につながった．

3　経皮トラクトからの抽出

　小児の場合，前述のように尿道に挿入できる内視鏡のサイズには限界がある．そこで本症例では，膀胱瘻を 12 Fr まで拡張し，11/12 Fr 金属シースを留置した．

2）ECIRS

1　プレステンティング

　小児に対する URS では，プレステンティングが必ずしも必要とはされないが，約 30% の症例で尿管拡張を行っても内視鏡が挿入できない症例があると報告されている[6]．本症例では，経尿道的操作で 9.5/11.5 Fr の UAS を確実に留置する目的で手術 1 か月前にプレステンティングを行った．小児患者においては，尿管ステントの留置や抜去だけでも全身麻酔が必要なため，結石サイズや形態を鑑みて，術前から入念に手術計画を十分に立てる必要がある．

2　体位

　成人と同様に開脚腹臥位や Barts 修正 Valdivia frank free 体位で行う（図 6）．通常のレビテーターが使用できないことが多いため，除圧マットやクッションを重ねて体位を作成していく必要がある．筆者らは，腎穿刺範囲の広さを考慮して，開脚腹臥位で行うことが多い．一方，上腎杯穿刺を必要とする上腎杯結石，サンゴ状結石や尿管結石を伴う症例，先天性疾患のため腹臥位が取れないような症例は，Barts 修正 Valdivia frank free 体位を選択している．

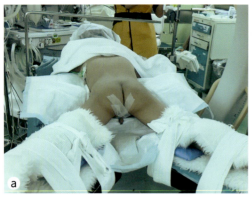 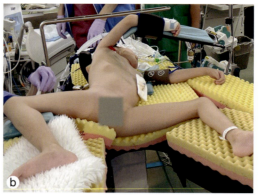

図6 体位
a：開脚腹臥位.
b：半側臥位＋開脚位.

3 腎穿刺，トラクト作成

小児患者の場合，少量の出血が，輸血や長期の腎機能低下につながる可能性があるため，確実な手技が求められる．腎穿刺では，穿刺部位が狭いため，マイクロコンベックスが使用しやすい．また皮膚と腎までの距離が短いため，リニアタイプが，腎血管の微細構造が鮮明に観察できる場合もある．

トラクト作成において，小児では成人と比べて組織の可動性および弾力性が高いために拡張の際に腎臓自体が動きやすい．そのため，トラクトの挿入方向を間違えると，腎皮質での損傷はもちろん，拡張時に穿刺延長線上の腎盂を損傷することもあることから，GWを尿管に落としてthrough and throughにすることが勧められる．

トラクトが確実に腎乳頭を経由していることを確認し，拡張サイズは11/12 Fr程度の細径トラクトから開始し，安全性，抽石効率を判断したのち，結石サイズに合わせてトラクトを拡張していく．

3）再発予防

小児の尿路結石の原因は，成人と異なり，先天性水腎症や尿管瘤，膀胱尿管逆流症などの先天性腎尿路異常 (congenital anomalies of the kidney and urinary tract：CAKUT)やシスチン尿症や原発性高シュウ酸尿症などの代謝異常を検索する必要がある．そのため，画像検査，蓄尿検査，結石成分分析の結果をもとに，基礎疾患を調べ，再発予防を行う．

［文献］

1) Tasian GE, Copelovitch L：Evaluation and medical management of kidney stones in children. J Urol 192：1329-1336, 2014
2) Morgentaler A, Bridge SS, Dretler SP：Management of the impacted ureteral calculus. J Urol 143：263-266, 1990
3) Grivas N, Thomas K, Drake T, et al.：Imaging modalities and treatment of paediatric upper tract urolithiasis：A systematic review and update on behalf of the EAU urolithiasis guidelines panel. J Pediatr Urol 16：612-624, 2020
4) Granberg CF, Baker LA：Urolithiasis in children：surgical approach. Pediatr Clin North Am 59：897-908, 2012
5) Salerno A, Nappo SG, Matarazzo E, et al.：Treatment of pediatric renal stones in a Western country：a changing pattern. J Pediatr Surg 48：835-839, 2013
6) Elgammal MA, Safwat AS, Elderwy A, et al.：Primary versus secondary ureteroscopy for pediatric ureteral stones. J Pediatr Urol 10：1193-1198, 2014

Case 10

腎杯憩室内結石

【症　　例】	30歳代前半，女性．
【主　　訴】	右背部痛，嘔気．
【既 往 歴】	X-5年：右腎結石．
【内 服 薬】	なし．
【現 病 歴】	X年2月：肉眼的血尿を自覚するも受診せず． X年5月：右背部痛と嘔気を主訴に近医を受診．腹部超音波検査にて右腎結石を指摘され，加療目的で紹介受診．
【血液生化学所見】	特記すべきことなし．
【尿 所 見】	蛋白(-)，潜血(-)，RBC 1～5/HPF，WBC 1～5/HPF．
【尿 培 養】	陰性．
【画像所見】	KUB(図A)：11 mm大の右腎結石． IVP(20分後)(図B)：右腎杯憩室と腎杯憩室内結石． 腹部単純CT(図C)：拡張した右腎杯憩室と憩室内の結石(CT値：1,399 HU)．

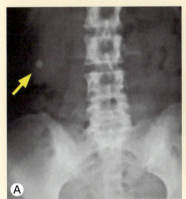 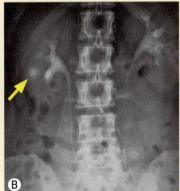 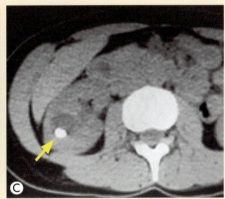

●診断

右腎の腎杯憩室内結石．

●術前計画

　症状を伴うため，外科的治療を行う方針とした．IVPより右腎杯憩室は下腎杯と連続性が認められると思われた．経尿道的操作と経皮的操作ができるよう，ECIRSに準じて機器を準備し修正Valdivia flank free体位を選択した．

① 経尿道的に腎杯内から憩室口の観察を試みる．憩室口を同定でき，軟性尿管鏡での操作が可能であれば，経尿道的に憩室口のレーザー切開，拡張を行ったのちに憩室内結石に対しfURSを行う．

② 経尿道的に憩室口の同定が困難な場合は，経皮的に憩室を穿刺しインジゴカルミンを注入し，経尿道的に軟性尿管鏡で確認する．

③ 経尿道的操作で憩室口が同定できない，もしくは結石への到達が困難な場合，穿刺部位を拡張しECIRSを施行

する．結石サイズから，細径トラクトを用いる．

●手術の実際

X年8月：全身麻酔下に修正 Valdivia flank free 体位で URS から開始した．下部尿管狭窄にて UAS が留置できず，GW 下に軟性尿管鏡を挿入し，腎盂・腎杯を確認するも結石は認められなかった．軟性尿管鏡下の逆行性尿路造影では，腎杯と連続する憩室が描出されたが，軟性尿管鏡での憩室口の同定は困難であったため，経皮的操作に移行した．

超音波ガイド下にて腎杯憩室内結石を確認し（図 1a, b），腎実質の血流を把握し腎背側から憩室を穿刺した．5 Fr まで拡張し，順行性憩室造影を施行した．造影された憩室内に血腫と思われる欠損像が認められた（図 2a）．GW を挿入するとスムーズに憩室口を通過し尿管へ進み，続いてセーフティ GW を留置した（図 2b）．経皮的にトラクトを拡張して 15/16 Fr の金属シースを留置し，12 Fr 硬性腎盂鏡にて腎杯憩室内部を確認するも，内部は血腫で充満し結石を確認することはできなかった．しかし GW 下に硬性腎盂鏡を進めると UPJ が確認できた．状況を把握するために経尿道的に観察を行うと，硬性腎盂鏡の先端は観察できたが，経皮的トラクトの金属シースは同定できなかった．また再度施行した超音波検査では憩室内に結石を確認することができた．この時点で，「作成したトラクトが腎杯憩室内の粘膜下を通過している可能性」に気付き，トラクトを抜去し 14 Fr 腎盂バルーンを留置した（図 3）．

その後再度，超音波ガイド下に憩室内の結石を狙い穿刺しトラクトを作成し（図 4），直視下に結石が確認されたため，経皮的操作にて腎杯憩室内結石を砕石し抽石した．結石はシュウ酸カルシウムとリン酸カルシウムの混合結

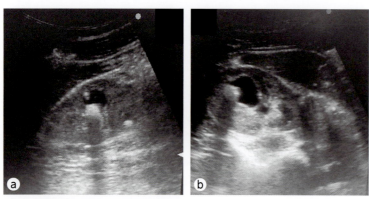

図 1 超音波検査による腎杯憩室内結石
a：側臥位 ①，b：側臥位 ②．

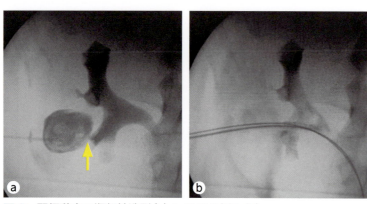

図 2 腎杯憩室の順行性造影（a）と GW の挿入（b）
矢印：憩室口．

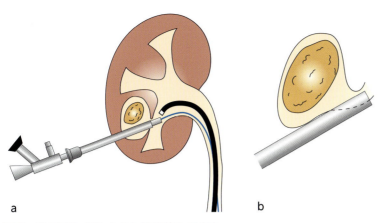

図3　粘膜下に挿入された経皮的トラクト
腎杯憩室内結石は硬性腎盂鏡で確認できず(a)，トラクトが憩室内の粘膜下を通過している疑いがあった(b).

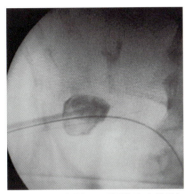

図4　再穿刺後の腎杯憩室内造影

石であった．この症例においては，憩室口を16 Frまで拡張したため，憩室内凝固は施行せず，経過をみる方針とし，経皮的に14 Fr腎盂カテーテルおよび8.9 Frピッグテイルカテーテル，経尿道的に6 Fr尿管ステントを留置して終了した．

●解説

　腎盂腎杯憩室は9.5〜50％で憩室内部に結石を認めるとされる(腎盂腎杯憩室内結石)[1,2]．多くの症例において無症状であるが，時に側腹部痛，血尿，また尿路感染の原因となり，症状を有する場合には外科的治療の適応となる．その外科的治療にはSWL，fURS，PCNL，腹腔鏡手術などがあり[3,4]，結石の大きさ，憩室の位置，そして憩室頸部の形態により治療法が選択される．結石除去率は，SWLは4〜20％，fTULでは19〜58％，PCNLでは87.5〜100％と報告され，憩室頸部の形態により成績は異なるため，造影CTやIVPによる術前画像に基づく評価が重要である．憩室頸部が長く狭い症例では，PCNLが第一選択となることが多い．

1）腎杯憩室内結石に対するPCNLのTips

① 背側腎杯憩室への穿刺は超音波ガイド下が望ましい．X線透視下穿刺は逆行性造影による憩室の造影が困難な場合が多く手技的に難しい．
② 腎杯憩室を囲むように弓状動静脈から分岐した小葉間動静脈が走行することが多いため，腎被膜から憩室までの距離が最も近い箇所から穿刺することが出血を減らすコツである．
③ 穿刺後は憩室造影を行い穿刺針の先端が空洞に入っていることを確認する．多くの場合，GWを憩室口頸部に

通過させることは困難であり，憩室内に巻かせて留置させる．拡張操作は透視下，または超音波ガイド下に確認しながら行うと安全である．
④ 憩室内に腎盂鏡を挿入したのちに憩室口を確認し，GW を尿管内へ誘導してセーフティ GW として留置すると，終了時の憩室内への尿管ステント留置が容易になる．

2) 腎杯憩室内結石に対する fURS の Tips
① 下腎杯や憩室との角度が急峻なため到達できない症例や憩室口の同定が困難な症例，結石が大きい症例など fURS で対応できない症例もあり，必ず経皮的操作への移行を準備する．
② 憩室口の同定方法として blue spritz technique がある[5]．最初にインジゴカルミンを含む生理食塩水を軟性尿管鏡から腎盂腎杯に満たす．次にこれを吸引後，生理食塩水で腎盂洗浄を行う．この過程で憩室内に残ったインジゴカルミン含有生理食塩水が憩室口から出てくる様子を軟性尿管鏡で観察することで憩室口の位置を同定する方法である．
③ 憩室口が同定されたら GW を憩室口から挿入し，憩室口頸部をレーザー切開もしくはバルーン拡張後，fURS を行う．

3) 結石治療後の腎盂腎杯憩室に対する治療
1 腎杯憩室口の拡張
　腎杯憩室口の拡張は憩室口頸部に GW を通し尿管へ下降させ，経皮的にペンシルダイレーターやバルーンで拡張することが多い．そのため，多くの症例では最初は憩室口頸部の拡張と憩室内への 2〜4 週間の尿管ステント留置が施行される．

2 腎杯憩室粘膜の焼灼
　憩室内粘膜焼灼療法は，使用機器として電気凝固端子，Ho：YAG レーザーなどが一般的に使われる．24 Fr までトラクトを拡張して TUR のループ端子で凝固したという報告もある．近年では Ho：YAG レーザーでの報告が多いが，腎杯憩室粘膜焼灼術に関しては議論が多い[6]．結石の再発や腎杯憩室に伴う症状を有する場合には粘膜焼灼治療が考慮される．本症例においては，経皮的に挿入した腎盂バルーンカテーテルが憩室口を通過しているため，経尿道的に憩室内への尿管ステント留置はできず，この腎盂バルーンカテーテルを 14 日間留置した．

[文献]

1) Patodia M, Sinha RJ, Singh S, et al.：Management of renal caliceal diverticular stones：A decade of experience. Urol Ann 9：145-149, 2017
2) Middleton AW Jr, Pfister RC：Stone-containing pyelocaliceal diverticulum：embryogenic, anatomic, radiologic and clinical characteristics. J Urol 111：2-6, 1974
3) Jones JA, Lingeman JE, Steidle CP：The roles of extracorporeal shock wave lithotripsy and percutaneous nephrostolithotomy in the management of pyelocaliceal diverticula. J Urol 146：724-727, 1991
4) Auge BK, Munver R, Kourambas J, et al.：Endoscopic management of symptomatic caliceal diverticula：a retrospective comparison of percutaneous nephrolithotripsy and ureteroscopy. J Endourol 16：557-563, 2002
5) Chong TW, Bui MH, Fuchs GJ：Calyceal diverticula. Ureteroscopic management. Urol Clin North Am 27：647-654, 2000
6) Monga M, Smith R, Ferral H, et al.：Percutaneous ablation of caliceal diverticulum：long-term followup. J Urol 163：28-32, 2000

Case 11

20 mm を超える下腎杯結石

【症 例】	50歳代，男性．
【主 訴】	CTで偶発的結石．
【既往歴】	X−3年：肺小細胞癌． X−2年：肺癌脳転移に対して全脳照射施行．
【内服薬】	なし．
【現病歴】	X−1年11月：肺癌の経過観察のCTにて両腎結石，および高度水腎症を伴う左萎縮腎を指摘． X年3月：全身化学療法により腫瘍の縮小が得られ，右腎結石に対する加療目的で当院紹介受診．
【血液生化学所見】	Cre 0.93 mg/dL．
【尿所見】	蛋白（−），潜血（−），RBC 1〜5/HPF，WBC 1〜5/HPF．
【尿培養】	陰性．
【画像所見】	腹部単純CT（図A，B）：右下腎杯結石（32×19 mm大，CT値1,687 HU）（黄矢印）．高度水腎症を伴う左上部尿管結石（25×18 mm大，CT値1,452 HU）（赤矢印）． 腎シンチグラフィー（^{99m}Tc-MAG$_3$）：分腎機能 右98.13％，左1.87％．

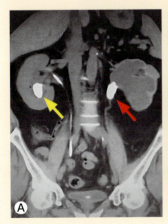 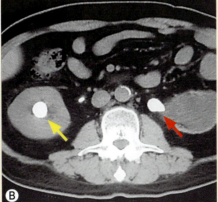

●診断

右下腎杯結石（32 mm）．
高度水腎症を伴う左上部尿管結石（25 mm），左無機能腎．

●術前計画

肺癌に対する全身化学療法中であり，右腎機能温存および尿路感染の予防を目的として，右腎結石に対し外科的治療を行う方針とした．結石の大きさからPCNLが第一選択であるが機能的単腎のためURSを計画した．術前7日に尿管ステント留置（4.8 Fr，26 cm）を施行しできるだけ細径のUASを用いて行う方針とした．また結石の位置・大きさから軟性尿管鏡の損傷が想定され，シングルユース軟性尿管鏡を準備した．

左腎は分腎機能の結果から長期の尿管嵌頓結石による無機能腎と考えられ，肺癌の状態を考慮し現時点では治療を行わない方針とした．

● 手術の実際

X年5月：全身麻酔下砕石位にて右URSを施行した．UASを右UPJまで挿入しシングルユース軟性尿管鏡を選択した．逆行性腎盂造影での腎盂腎杯漏斗角(IPA)は56°で結石への到達は容易であった(図1，2)．200 μm Ho：YAG レーザー(Lumenis Pulse™ 120H with MOSES™ Technology)を用いて MOSES™ contact mode (1.0～1.6 J×6～10 Hz)で大きく砕石し，バスケット鉗子で砕石片を上腎杯に移動させた．MOSES™ contact mode (1.0～1.6 J×6～10 Hz)と MOSES™ distance mode (0.5 J×80 Hz)を使い砕石片をできるだけ細かく砕石し，ブロック状の砕石片をバスケット鉗子にて抽石した．ほとんどがパウダー状のダストで大きな砕石片の残存がないことを確認し手術を終了した．手術時間は91分で，周術期合併症は認められなかった．術後7日に尿管ステントを抜去し，術後1か月後のKUBで結石を認めず，超音波検査で右水腎症がないことを確認した．

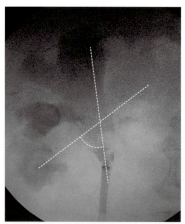

図1　術中の逆行性腎盂尿管造影と腎盂腎杯漏斗角(IPA)

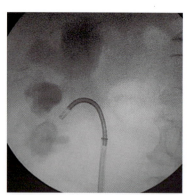

図2　シングルユース軟性尿管鏡による下腎杯へのアクセス

● 解説

下腎杯結石に対するURSは解剖学的影響を大きく受け，20 mm未満であっても初回の結石除去率(SFR)は75～82.1％と低いため[1,2]，結石の大きさと硬さに加え腎盂腎杯形態を考慮し，URSの可否を判断する．軟性尿管鏡の破損リスクが高く，シングルユース軟性尿管鏡の使用を考慮する[3]．

1) 結石の大きさ

EAUのガイドラインでは15 mm未満の結石がよい適応とされ，20 mmを超える場合，第一選択はPCNLである．Scotlandらの報告によると，20 mm以上の下腎杯結石に対するURSのSFRは，1回目は57.1％，2回目は90.2％，3回目は94.0％とされ[4]，解剖学的にアクセスが可能であればURSは有用な治療法である．しかし，複数回の治療の必要性と尿管ステント関連症状は，患者のQOLを低下させる．また治療成績は術者の技量が大きく影響するため，URSを選択する際には自施設の設備や術者の技量と経験から総合的に判断し，患者へ十分な説明を行う必要がある．

2) 結石の硬さ

El Hamedらは CT値が1,000 HUを超える結石に対するURSの初回SFRは40％と報告した[5]．結石が硬い症例では軟性鏡が屈曲した状態でレーザー出力を上げるため，軟性尿管鏡の破損につながる．大きく砕石し，結石を上腎杯へ移動させることが重要である．細径のレーザーファイバーを用い，はじめに軟性尿管鏡が届く結石部位を照射し，スペースを作成し，結石が軟性尿管鏡の視野の中心にくるように結石を動かしながら行う．バスケット

鉗子での結石の移動は，結石表面に出っぱりを作り，同部位にバスケットを引っかけて動かす（**図3**）．バスケット鉗子で結石の底をすくい結石全体を把持するとバスケット鉗子が外れなくなるため，決して行わない．

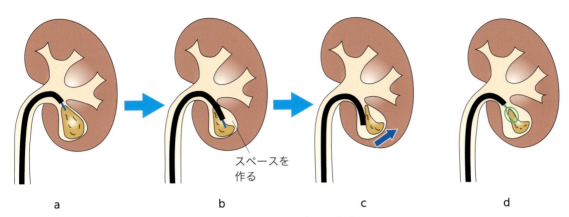

図3 下腎杯結石に対する砕石とバスケット鉗子による結石の移動
a：軟性尿管鏡が届く結石部位から照射を開始．
b：スペースを作成する．
c：作成したスペースへ少しずつ移動させる．
d：バスケット鉗子による移動は，結石先端を把持して行う．

3）腎盂腎杯形態

下腎杯の腎盂腎杯形態評価には，術前のIVP，造影CT，術中の逆行性腎盂造影が用いられる．IPA 42.5°未満や腎杯漏斗長（infundibular length：IL）が27.5 mmを超える症例では，リユーザブル軟性尿管鏡では成功率が低いと報告されている[6,7]．

リユーザブル軟性尿管鏡は種類やデバイスの挿入の有無により到達性，到達距離が異なるため，シングルユース軟性尿管鏡の使用，および到達困難な際の経皮的手術への移行を念頭に置いて準備し，手術を計画することが望ましい．

［文献］

1) Bozzini G, Verze P, Arcaniolo D, et al.：A prospective randomized comparison among SWL, PCNL and RIRS for lower calyceal stones less than 2 cm：a multicenter experience：A better understanding on the treatment options for lower pole stones. World J Urol 35：1967-1975, 2017

2) Karagöz MA, Erihan IB, Doluoğlu ÖG, et al.：Efficacy and safety of fURS in stones larger than 20 mm：is it still the threshold? Cent European J Urol 73：49-54, 2020

3) Kam J, Yuminaga Y, Beattie K, et al.：Single use versus reusable digital flexible ureteroscopes：A prospective comparative study. Int J Urol 26：999-1005, 2019

4) Scotland KB, Rudnick B, Healy KA, et al.：Retrograde Ureteroscopic Management of Large Renal Calculi：A Single Institutional Experience and Concise Literature Review. J Endourol 32：603-607, 2018

5) El Hamed AMA, Elmoghazy H, Aldahshoury M, et al.：Single session vs two sessions of flexible ureterosopy (FURS) for dusting of renal pelvic stones 2-3 cm in diameter：Does stone size or hardness play a role in number of sessions to be applied?". Turk J Urol 43：158-161, 2017

6) Tastemur S, Senel S, Kizilkan Y, et al.：Evaluation of the anatomical factors affecting the success of retrograde intrarenal surgery for isolated lower pole kidney stones. Urolithiasis 50：65-70, 2022

7) Inoue T, Murota T, Okada S, et al.：Influence of Pelvicaliceal Anatomy on Stone Clearance After Flexible Ureteroscopy and Holmium Laser Lithotripsy for Large Renal Stones. J Endourol 29：998-1005, 2015

Case 12

感染を伴う腎結石

【症　例】	70歳代後半，女性．
【主　訴】	繰り返す尿路感染症．
【既往歴】	脳出血，深部静脈血栓症．ADLは寝たきり状態．
【内服薬】	リクシアナ®．
【現病歴】	有熱性尿路感染症に対し抗菌薬投与による保存的治療を繰り返す．CTにて両側腎結石が認められ，その治療目的で受診．39℃を超す有熱性尿路感染が再燃しCTにて右上腎杯，左腎盂の軽度拡張が認められたため，X年5月，両側尿管ステントを留置した．
【尿所見】	蛋白(1+)，潜血(1+)，RBC>100/HPF，WBC>100/HPF．
【尿培養】	*Escherichia coli*(ESBL)，*Enterococcus faecium*．
【画像所見】	**腹部単純CT(図A，B)**：33×24 mm大の右上腎杯の腎盂拡張を伴う腎結石(CT値：1,160 HU)．41×20 mm大の左腎結石(CT値：1,410 HU)． **KUB(図C)**：両側とも腎盂結石を越えて上腎杯に6 Fr尿管ステントを留置したが2週間後のKUBでは左側尿管ステントは逸脱．

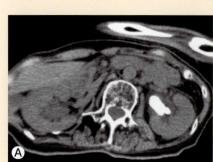 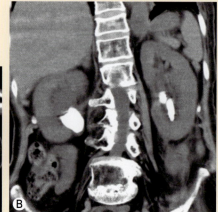 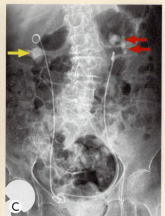

●診断

両側腎結石に伴う繰り返す尿路感染と両側尿管ステント留置状態．

●術前計画

有熱性の尿路感染を繰り返すことから両側の腎結石に対し積極的治療を行う方針とした．

まず右側に対し尿管ステント留置後35日目に右ECIRSを行う方針とし，ECIRS 7日前に右ステント交換を施行した．抗菌薬はECIRS予定日の2日前から投与した．

●手術の実際

リクシアナ®を休薬したのち，X年6月，全身麻酔下Barts修正Valdivia flank free体位にて開始した．12/14 Fr，28 cmのUASを留置した．軟性尿管鏡にて穿刺腎杯の観察を試みたが結石により到達できなかっ

た．上腎杯から5 Fr シースを経皮的に留置し腎盂の減圧ができる状態で，経尿道的に砕石を先行し，穿刺部を確認したのち，11/12 Fr 金属シースを留置した．2台の Ho：YAG レーザーを用いて経皮的，経尿道的操作で同時砕石を行い，経皮的トラクトからバックフローを用いて抽石を行った．経皮的操作は自然灌流，経尿道的操作は用手的灌流を使用した．砕石開始40分の採血にて WBC 1,900/μL と重症感染症が疑われたため，二期的に分けてECIRS を行うことが安全と考え，12 Fr 腎盂カテーテルおよび6 Fr 尿管ステントを留置して終了した．術後1日目の採血で WBC 20,000/μL，CRP 26 mg/dL と高度の炎症反応が認められ，40℃を超える発熱が2日間続いた．血液培養で E. faecium が検出され，メロペネムおよびγグロブリンを投与し保存的に軽快した．2週間後に 10/12 Fr 吸引付き尿路拡張用シース（腎瘻用）を用いて2回目の ECIRS を行い，発熱なく結石除去が得られた．

　左側は7日前に尿管ステント交換後，X年8月に修正 Valdivia flank free 体位にて腎瘻造設を行った．尿培養からは MRSA が検出されたこと，および右側の経験から感受性のあったタゾバクタムを術前に2日投与したうえで軟性尿管鏡下での腎瘻造設までで終了とした．しかし，術後40℃の発熱が認められ，バンコマイシンを投与した．2週間後に 10/12 Fr 吸引付き尿路拡張用シース（腎瘻用）を用いて右側と同様の手技にて ECIRS を行い，合併症なく結石除去が得られた．結石成分は右側がリン酸マグネシウムアンモニウム，左側はリン酸マグネシウムアンモニウムとリン酸カルシウムの混合結石であった．3日後に腎瘻抜去，7日後に尿管ステントを抜去した．術後2年経過しているが膿尿は消失し，有熱性感染および CT 評価による結石の再発は認められない．

● 解説

　尿路感染症を繰り返す結石患者において，尿路結石の積極的除去は尿路閉塞の有無にかかわらず尿路感染症の再発予防に有効である[1]．一方で有熱性尿路感染症後の尿路結石に対する内視鏡手術は術後の発熱発生率が通常より高く，21.5％に認められたとの報告もある[2]．

　高齢者の上部尿路結石に対する URS と PCNL の有効性は，非高齢者に対する成績と変わらず高いと考えられる[3,4]．しかし患者の多くは糖尿病や虚血性心疾患などの合併症を有するため，手術と麻酔に対するリスクが非高齢者と比べ高い．また多くの症例で尿路結石に尿路感染を併発し，術後の発熱や敗血症性ショックの発生のリスクが高くなる．周術期合併症の発生は，長期臥床による ADL の低下や摂食低下による低栄養からの褥瘡など他の合併症の発生を引き起こす．

　一方，尿路結石に対する治療を行わない際の度重なる尿路感染症の発生は，介護の負担増加により支える家族の生活にも影響を与える．積極的な治療介入は，患者の身体状態と選択される外科的治療の必要性とリスクについての治療担当医の考えをもとに，患者とその家族の意思に従い決定されるのがよいと思われる．

　本症例では，腎結石治療に対する侵襲性の高さから他院では積極的な治療は危険と判断され，尿路感染が起きた際には抗菌薬による保存的治療を行う方針とされていた．当院には腎結石に対する積極的治療の希望があり受診されたが，その後まもなく尿路感染が再燃したため尿管ステント留置によるドレナージを行った．定期的な尿管ステント交換も選択肢の1つであったが，家族の腎結石に対する強い治療希望に従い，手術リスクを説明のうえ，腎結石の大きさから ECIRS を選択した．

　この症例で最も懸念されることは周術期の敗血症性ショックの発生であった．それは感染結石に加え，1か月以上尿管ステントが留置されていたこと，術前に尿路感染が併発しており抗菌薬耐性菌（ESBL，MRSA）が検出されていたからである．対策として，まず尿管ステント交換を ECIRS 7日前に施行した．これは30日を超える留置では内視鏡治療術後の敗血症のリスクが高まるからである[5]．高齢者では症状の訴えが乏しいため，尿管ステントの閉塞や腎盂からの逸脱がないことを術前に必ず画像で確認する．

　抗菌薬の投与期間について，このような症例に対して現在では1週間前からの投与が推奨されるが，本症例では術前2日のみと不完全であった．尿培養陰性にはならないとしても1週間前の投与を行っていればもう少し安全に施行できた可能性が高く，反省すべき点である．複数回治療など，抗菌薬使用が長い場合には菌交代現象を念

頭に置き頻回の尿培養の確認を行う．

　感染結石や尿路感染後の経皮的手術では術中の腎盂内圧を低く保つことが特に重要である．当科でのECIRSでは12 Frの細径トラクトによる経皮的操作と経尿道的操作の双方向から同時にレーザー砕石を行っている．経皮的と経尿道的の同時灌流で腎盂内圧が上昇しやすい環境であるが，経皮的操作における12 Frの金属シースと7 Frの腎盂鏡との約5 Frの口径差を用いて体外への灌流液の排出が確認できる状態であったため，腎盂内圧が上昇していないとの認識で手術を施行した．しかし，初回手術では経尿道的操作での生食灌流に用手的灌流によるフラッシュを用いたことが術後の有熱性尿路感染を引き起こしたと考えられた．この反省をもとに，右側2回目ECIRSでは自然灌流かつ吸引付きシースを用いて施行し，合併症なく経過した．吸引付きシースの使用は自然排液と比べ術中の腎盂内圧をより低く保ちつつ効率のよい破砕片回収による手術時間の短縮が期待できるため，尿路感染のリスクが高い症例では有用性の高いデバイスと考えている．ただ，必ずしも常に腎盂が低圧に保たれているわけではないので，腎盂拡張の状態に注意を払い減圧を心がけることが重要である．

　適切なトラクト作成が経皮的手術の成功につながる．ECIRSの利点の1つは，経尿道的操作により穿刺部の腎杯の位置が確認できることである．本症例はリクシアナ®内服中の患者で，尿路感染による播種性血管内凝固（DIC）が発生した場合，その後コントロールできない出血が起こる可能性があるため，出血を伴うトラクト造設は絶対に回避したかった．そこで右側は穿刺後5 Frシースから排液が得られる状態で経尿道的に砕石を開始し，穿刺部を確認し穿刺部を拡張した．右側の術後経過をふまえ，左側では最初に腎瘻造設のみを行い二期的に砕石を行う計画を立てた．出血のないトラクト造設は達成できたが，いずれも術後に発熱と炎症反応の上昇を認めた．軟性尿管鏡観察下での腎穿刺，トラクト造設は穿刺部位が確認できるので術者は安心感を得られるが，腎盂内圧が上がる過程であり，感染結石症例では特に注意が必要である．

　本症例は腎結石の治療後，尿路感染の再発による入院加療を要することはなく経過し，積極的治療が功を奏した．積極的治療においては，感染結石が尿路感染症の原因であれば結石の完全除去，閉塞性尿路感染症であれば閉塞部の結石の完全除去が最低限の目標であるが，致死的な合併症は絶対に引き起こしてはならない．手術環境は患者，術式の過程で異なるため，術者は変化する手術環境への観察力とそれに対応する適切な技量と知識とともに，手術環境を想定した術前の準備が手術の成功には欠かせないことを再認識した．

[文献]

1) Agarwal DK, Krambeck AE, Sharma V, et al.：Treatment of non-obstructive, non-struvite urolithiasis is effective in treatment of recurrent urinary tract infections. World J Urol 38：2029-2033, 2020

2) Yamashita S, Kohjimoto Y, Higuchi M, et al.：Postoperative Progress after Stone Removal Following Treatment for Obstructive Acute Pyelonephritis Associated with Urinary Tract Calculi：A Retrospective Study. Urol J 17：118-123, 2020

3) Prattley S, Voss J, Cheung S, et al.：Ureteroscopy and stone treatment in the elderly (≥70years)：prospective outcomes over 5-years with a review of literature. Int Braz J Urol 44：750-757, 2018

4) Iqbal N, Hasan A, Malik HA, et al.：A Comparison of Complications and Success Rates after PCNL in Younger and Elderly Patients. J Coll Physicians Surg Pak 30：1316-1320, 2020

5) Nevo A, Mano R, Baniel J, et al.：Ureteric stent dwelling time：a risk factor for post-ureteroscopy sepsis. BJU Int 120：117-122, 2017

Case 13

高度肥満症例

【症　例】	40歳代後半，男性．
【主　訴】	左腰背部痛．
【既往歴】	睡眠時無呼吸症候群，糖尿病，高血圧，脂質異常症，高尿酸血症．
【内服薬】	アムロジピン，ボグリボース，ピタバスタチンカルシウム．
【現病歴】	X−1年12月：左腰背部痛を主訴に他院を受診し左尿管結石と診断され，保存的に治療． X年6月：左尿管結石の下降は認められず，外科的治療目的に紹介．
【理学所見】	身長：171 cm，体重：165 kg，BMI：56.4 kg/m²．
【血液生化学所見】	TG 345 mg/dL，Glu 231 mg/dL，CRP 1.22 mg/dL，HbA1c 9.0%．
【尿所見】	蛋白（＋），糖（3＋），RBC 10〜19/HPF，WBC 1未満/HPF．
【尿培養】	陰性．
【画像所見】	KUB（図A）：結石陰影は不鮮明． 腹部単純CT（図B）：7×6 mm大の左中部尿管結石（CT値1,123 HU）．SSD：190 mm．

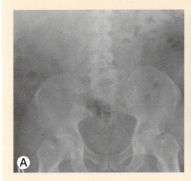 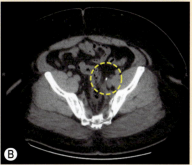

●診断

高度肥満患者における左尿管結石．

●術前計画

　KUBで結石陰影が不鮮明であり，約6か月間，結石の下降が認められず嵌頓結石の可能性も想定し，URSを選択した．手術を安全に行うために，麻酔科，手術看護師，臨床工学技士とともに，手術2週間前に術前シミュレーションを行った．

●手術の実際

　脊髄くも膜下麻酔下，砕石位でURSを行った．半硬性尿管鏡による結石介在部所見は尿管の軽度の浮腫を認めるのみであった（図1）．Ho：YAGレーザーで砕石し，バスケット鉗子を用いて抽石し結石除去が得られた．手術時間は34分であった．紐をつけたまま尿管ステントを留置し，術後2日目に抜去した．結石成分は，シュウ酸カルシウム結石であった．

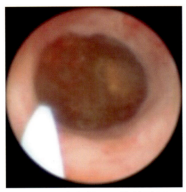

図1　結石介在部の尿管鏡所見

● 解説

　日本肥満学会では，BMI 25 kg/m² 以上を肥満，35 kg/m² 以上を高度肥満と定義し，肥満に関連する健康障害を有するか，その合併が予想される場合で，医学的に減量を必要とするものは肥満症と呼ばれる．肥満と尿路結石との関連を解析したいくつかの縦断研究が報告されている．医療従事者を対象とした Taylor らの大規模コホート研究の結果からは，肥満や成人初期時からの体重増加は結石形成のリスクであると示されている[1]．また本邦の尿路結石疫学調査では，尿路結石患者に占める BMI 25 kg/m² 以上の肥満者割合は，男性患者の 40.3％，女性患者の 24.8％であった[2]．そのため，高度肥満患者に伴う尿路結石は，比較的経験することの多い疾患である．

　肥満患者の尿路結石に対する治療指針は決まったものがなく，結石部位や結石サイズで治療方針が決められている現在のガイドラインに基づくと，本症例に対しては SWL または URS が選択されるべき治療方法となる．

　肥満患者に対する SWL には 2 つの問題がある．1 つ目は治療台の荷重制限である．荷重制限は，治療台の種類により規定が決まっており，Dornier 社リソトリプターⅡでは 135 kg まで，Dornier 社 Delta®Ⅲ では 180 kg とされている．もう 1 つは，治療成績の低さである．Delakas らの肥満患者を対象としたコホート研究では，肥満は SWL の不成功率を 1.9 倍に増加させることがわかった[3]．また，肥満患者では，SWL は URS と比較して有意に結石除去率が低く，再手術率が高かった[4]．肥満患者では SSD（skin to stone distance）が大きいため，衝撃波が減衰され破砕効果が不良になることが原因と考えられる．SWL 機器は，それぞれの焦点距離，焦点サイズがあるため，機器の焦点距離を超える SSD の場合は，治療適応外である．麻酔がかけられずやむなく SWL を行う場合は，blast path technique などを用いる方法もある．詳しくは，SWL の項を参照されたい（➡ 40 頁参照）．

　一方，URS は SWL と比べて体格の影響を受けにくいが，以下の点を考慮に入れ，術前のシミュレーションを行い，治療に臨むことが重要である．

① 麻酔方法
② 手術台の耐荷重
③ 手術の特徴
④ 周術期合併症（砕石位に伴う合併症，深部静脈血栓症）
⑤ 再発予防

1）麻酔方法

　高度肥満患者に対する全身麻酔においては挿管困難が予想される．また，周術期の呼吸器，循環器合併症が危惧されるため，術後にモニタリングが必要となる可能性が高い．一方，脊髄くも膜下麻酔においては，脊髄くも膜下腔まで穿刺針が届かない可能性や，麻酔高の調節困難，仰臥位での換気不全を理由に比較的禁忌としている報告もある[5]．手術の安全性を考慮し，術前に麻酔科医と相談し適切な麻酔方法を決定することが必要である．

本症例では，睡眠時無呼吸症候群の既往があり周術期の呼吸器合併症が危惧されることから，脊髄くも膜下麻酔が選択された．しかし，厚い皮下組織のため脊髄くも膜下腔までの距離が長いことを考慮し，22 G，120 mm 針を事前に用意した（図 2）．

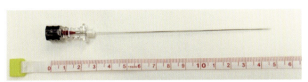

図 2　ルンバール穿刺針（Spinocan®）

2）手術台の耐荷重

　手術台は機種ごとに許容荷重が異なる．筆者らが通常使用している手術台は耐荷重が 135 kg であったため，本症例（体重 165 kg）では整形外科で用いられていた手術台（MIZUHO 社製 MOT-3602：耐荷重 360 kg）を使用した．レビテーター（両支脚器）も 270 kg と許容荷重が決まっており，それ以上の体重の場合は，開脚位で手術を行う必要がある．術前に臨床工学技士や患者とともに，実際のシミュレーションを行うことが重要である．

3）手術手技の特徴

　高度肥満の場合，通常体重の患者と比較して，半硬性尿管鏡の無理な挿入は尿管鏡の屈曲が起こりやすいことに留意する．さらに，活動量低下により自然排石の可能性が低いと考えられ，可能な限りバスケット鉗子を用いて抽石することが，再発を予防するためにも重要である．

4）周術期合併症

高度肥満患者に特徴的な周術期合併症として，以下が挙げられる．

1　砕石位に伴う合併症

　砕石位に伴う合併症としては，仙骨部の褥瘡，神経障害，コンパートメント症候群がある．

　高度肥満患者は，自重による高体圧やマットレスの底づきにより，殿部の皮膚のズレから仙骨部の褥瘡が発生しやすい．厚みのある体圧分散マットを追加し，圧の再分配を行うことが大切である．また坐骨神経障害の予防のため股関節の屈曲は 90°以下にすること，腓骨神経障害の予防のため，膝の屈曲は 80～100°とし，レビテーターで膝を圧迫しないようにする．

　手術中の体位が原因で起こるコンパートメント症候群は，WLCS（well-leg compartment syndrome）と呼ばれ，減張切開術が必要となる（図 3）．拡張期血圧の低下や，砕石位での下肢の挙上による血流障害に，不適切な体位による腓腹部への圧迫が加わり，筋区画内圧が上昇して組織の浮腫や腫脹が引き起こされる．肥満は WLCS のリスクの 1 つであり，できるだけ膝の高さを低くし，腓腹部の圧迫を避けるために踵をレビテーターにフィットさせることが重要である．

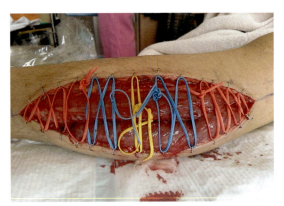

図3 WLCS（well-leg compartment syndrome）に対する減張切開術

2 深部静脈血栓症

高度肥満は深部静脈血栓症のリスク因子の1つであり，低侵襲とされるURSであっても，手術時間が45分以上，60歳以上，悪性疾患を有する場合などは，血栓症の高リスクあるいは最高リスクに分類される．術前に手術看護師と予防法（表1）を相談するとともに，早期離床や積極的な運動を心がける．高度肥満患者で，弾性ストッキングのサイズが合わない場合は，弾性包帯を使用する．

表1 深部静脈塞栓症のリスク分類と周術期の予防法

低リスク	早期離床 および 積極的な運動
中リスク	間欠的空気圧迫法 あるいは 弾性ストッキング（弾性包帯）
高リスク	抗凝固療法 あるいは 間欠的空気圧迫法（弾性ストッキングとの併用可）
最高リスク	抗凝固療法 および 間欠的空気圧迫法の併用（弾性ストッキングとの併用可）

5）再発予防

肥満患者では，尿中へのカルシウム，シュウ酸，ナトリウム排泄が多く，尿pHが低いことから尿路結石のリスクになると報告されている[7]．そのため，「結石＝破砕して終了」という考え方は誤りで，適切な成因に基づいた生活指導や再発予防治療が必要である．十分な問診，血液生化学検査，24時間尿化学検査を行い，高カルシウム尿症，高シュウ酸尿症をはじめとした代謝異常の有無を評価することが尿路結石の予防につながり，患者のQOL向上に寄与する．

［文献］

1) Taylor EN, Stampfer MJ, Curhan GC：Obesity, weight gain, and the risk of kidney stones. JAMA 293：455-462, 2005
2) 井口正典，安井孝周，郡健二郎：尿路結石の疫学．日本尿路結石症学会／日本尿路結石症学会（編）：尿路結石症のすべて．pp8-11，医学書院，2008
3) Delakas D, Karyotis I, Daskalopoulos G, et al.：Independent predictors of failure of shockwave lithotripsy for ureteral stones employing a second-generation lithotripter. J Endourol 17：201-205, 2003
4) Javanmard B, Razaghi MR, Ansari Jafari A, et al.：Flexible Ureterorenoscopy Versus Extracorporeal Shock Wave Lithotripsy for the Treatment of Renal Pelvis Stones of 10-20 mm in Obese Patients. J Lasers Med Sci 6：162-166, 2015
5) 芦澤直文：脊椎麻酔の安全指針．日本医事新報 3819：37-47, 1997
6) Raza A, Byrne D, Townell N：Lower limb (well leg) compartment syndrome after urological pelvic surgery. J Urol 171：5-11, 2004
7) Taylor EN, Curhan GC：Body size and 24-hour urine composition. Am J Kidney Dis 48：905-915, 2006

Case 14, 15

サンゴ状結石

Case 14

【症　例】	50歳代前半，男性.
【主　訴】	顕微鏡的血尿.
【既往歴】	高血圧.
【内服薬】	なし.
【現病歴】	X-1年11月：職場健診で顕微鏡的血尿を指摘され近医受診. X-1年12月：腹部超音波検査で右腎サンゴ状結石を指摘され，当院受診.
【血液生化学所見】	Cre 1.16 mg/dL，尿酸 8.3 mg/dL.
【尿所見】	蛋白(+)，潜血(3+)，RBC＞100/HPF，WBC＞100/HPF，pH 5.0，比重 1.015.
【尿培養】	*Escherichia coli*.
【尿細胞診】	陰性.
【画像所見】	KUB（図A）：右腎に長径60 mm大の完全サンゴ状結石. 腹部単純CT（図B，C）：右腎完全サンゴ状結石（CT値：1,563 HU）（B：水平断，C：冠状断）.

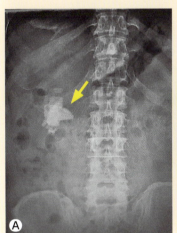
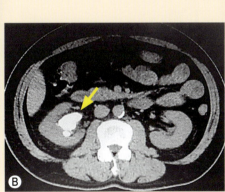
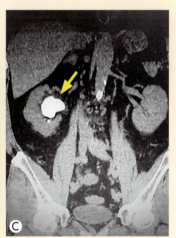

Ⓐ　Ⓑ　Ⓒ

◉診断

右腎完全サンゴ状結石.

◉術前計画

現時点で顕微鏡的血尿以外は無症状であるが，50歳代と若いため，腎機能保護を目的としサンゴ状結石に対しECIRSを施行する方針とした.

●手術の実際

X年4月に右腎サンゴ状結石に対してECIRSを施行した．

尿培養陽性のため手術施行7日前から感受性のある経口抗菌薬を投与した．

半側臥位での超音波検査では，腎被膜までの距離が遠いため，手術体位は腎穿刺が容易な開脚腹臥位を選択した．全身麻酔下，助手にペニスを牽引してもらい経尿道的に軟性膀胱鏡を挿入し右尿管口を確認後，右尿管口にストレートGWを透視下に挿入するも結石部を通過しなかったため右腎盂尿管移行部（UPJ）までGWに沿わせて尿管カテーテルを挿入し右尿管・腎盂を造影した（図1）．続いて9.5/11.5 Fr, 45 cmのUASを留置し軟性尿管鏡にて観察を行った．結石はUPJを占拠しており軟性尿管鏡はそれ以上挿入困難であったため，超音波ガイド下に21 G針で軽度拡張した下腎杯を穿刺し（図2a），0.018インチのリードワイヤーを結石と粘膜の間に滑り込ませ，5 Frに拡張後0.035インチGWを尿管に誘導しthrough and throughとした．その後，筋膜ダイレーターを使い10 Frまで拡張しイントロデューサーを使用し2本目の0.035インチGWを挿入し，セーフティGWとした．15/16 Fr金属トラクトを留置したのち（図2b），14/16 Fr吸引付き尿路拡張用デバイス（腎瘻用）に入れ替えた．

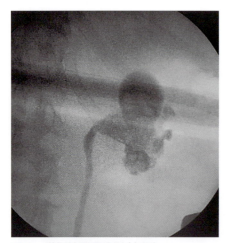

図1 逆行性腎盂造影（右腎）

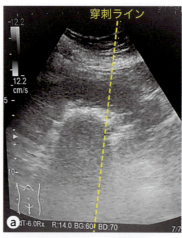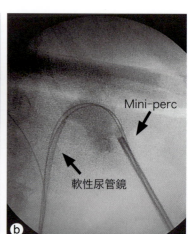

図2 術中超音波・透視画像
a：右腎杯穿刺．
b：右腎下極への経皮トラクト作成．

Ho：YAG レーザーにて砕石を行った．レーザー設定は 2.0 J×15～20 Hz と MOSES™ contact mode 0.5 J ×80 Hz とし，砕石片は吸引を用いてトラクトから抽石した．約 60 分，経皮的に砕石と抽石を施行したが，下腎杯の一部の結石へは同トラクトからはアクセスが困難であった．経尿道的に軟性尿管鏡を用いて砕石を試みたが腎盂腎杯漏斗角(IPA)が急峻で腎杯頸部が狭いため到達できなかった(図 3)．そのため，1 本目のトラクトを 14 Fr 腎瘻カテーテルに入れ替えたのち，残石を認める腎杯に 2 本目のトラクトとして 11/12 Fr 金属シースを留置し，Ho：YAG レーザーで砕石後，抽石した．結石の完全除去を確認し 12 Fr 腎瘻カテーテルおよび 4.8 Fr, 26 cm 尿管ステントを留置し終了した．手術時間は 2 時間 44 分，周術期の重篤な合併症は認められなかった．術後 1 日目の KUB でも結石の完全除去を確認し(図 4)，術後 5 日目に腎瘻，尿管ステントを抜去した．

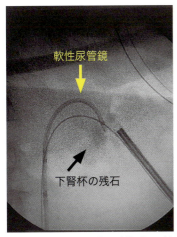

図 3　下腎杯の残石(術中 X 線透視)

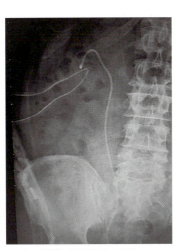

図 4　術後 1 日目の KUB

Case 15

【症　例】	60 歳代，女性．
【主　訴】	左腰背部痛．
【既往歴】	肺結核，卵巣嚢腫，C 型肝炎，両側腎結石（10 年前から複数回の SWL と PCNL）．
【内服薬】	なし．
【現病歴】	10 年以上前から，他院にて両側腎結石に対して，SWL や PCNL を受けていたが，途中で受診を自己中断していた．X 年，左腰背部痛にて受診し，CT で両側腎結石を指摘され，治療目的に紹介となった．
【理学所見】	身長 146 cm，体重 43.9 kg，BMI 20.5 kg/m^2．
【血液生化学所見】	Cre 0.98 mg/dL，eGFR 42.8 mL/min/1.73 m^2，CRP 0.15 mg/dL，WBC 6,200/μL．
【尿所見】	蛋白（＋），糖（－），潜血（2＋），RBC 5〜9/HPF，WBC＞100/HPF．
【尿培養】	*Escherichia coli*．
【画像所見】	**KUB（図 D）・腹部単純 CT（図 E）**：右腎に長径 35 mm 大の部分サンゴ状結石（CT 値：1,634 HU），左腎に長径 70 mm 大の完全サンゴ状結石（1,790 HU）． **腎シンチグラフィー（^{99m}TC-MAG$_3$）**：分腎機能 右 61.9％，左 38.1％．

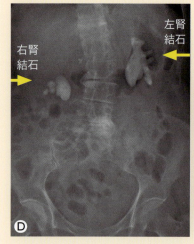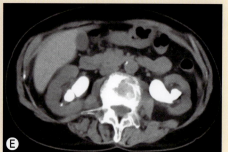

●診断

両側腎サンゴ状結石．

●術前計画

　両腎とも 20 mm 以上のサンゴ状結石であり，手術方法としては ECIRS を計画した．分腎機能は右腎が良好で結石は小さいため，腎機能保護および治療の確実性の観点から右腎結石から治療を行うこととした．体型，側彎，複数トラクトの可能性を考慮し，術前の超音波シミュレーションから，穿刺の範囲が広い開脚腹臥位を選択した．また，尿路感染を認めることから，術前 3 日前よりセフェム系経口抗菌薬の予防内服を行った．

●手術の実際

1）右腎結石の治療

　開脚腹臥位にて施行した．経皮的操作は下腎杯から超音波ガイド下にて穿刺しトラクトを作成，16.5/17.5 Fr 金属シースを留置した．12 Fr 腎盂鏡を使用し，リトクラスト®を用いて砕石した．経尿道的操作は 11/13 Fr，35 cm の UAS を留置後，Ho：YAG レーザーを用いて砕石した．単回の手術で完全結石除去が得られた．4.8 Fr，24 cm 尿管ステントを留置し，腎瘻カテーテルは挿入せずに，手術終了とした．合併症は認められず，結石成分はシュウ酸カルシウムであった．

2）左腎結石の治療

　左腎結石のトラクト挿入部位と軟性尿管鏡の治療範囲は，図 5 のように想定された．上・中腎杯から穿刺した場合は，下腎杯にトラクトを追加する必要が考えられた．本症例では，腎盂鏡と尿管鏡が容易に交通しやすい中腎杯からの穿刺を選択した．

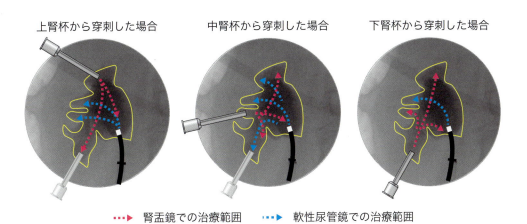

図 5　左腎結石の治療方針

　開脚腹臥位にて治療を開始し，経尿道的に 11/13 Fr，35 cm の UAS を留置した．軟性尿管鏡からの逆行性灌流により水腎を作成し，超音波ガイド下にて中腎杯を穿刺した（図 6）．16.5/17.5 Fr 金属シースを挿入し，腎盂鏡からはリトクラスト®を用いて，軟性尿管鏡からは Ho：YAG レーザーを用いて，結石が断片化しないように dusting した．腎盂鏡と軟性尿管鏡が開通するように，それぞれの方向に向かって砕石した．開通後（図 7），尿管周囲，トラクト周囲の結石を抽石し，24 Fr までトラクトを拡張した．レーザーの設定を変更し，結石を大きく破砕し，トラクトから抽石した（図 8）．腎盂内結石の大部分を回収したのち，トラクトを再度 16.5/17.5 Fr 金属シースに変更した．残った上腎杯結石，下腎杯結石を砕石，抽石した．腎盂鏡で届かない結石に対しては，軟性尿管鏡からのアプローチで砕石した．結石の完全除去が得られたため，術前に想定していた 2 本目のトラクト造設は行わなかった．尿管ステントを留置し，腎瘻カテーテルは挿入せず手術終了とした．術後，37.5℃までの発熱を 1 日認めた以外に合併症はなかった．結石成分は，シュウ酸カルシウムであった．

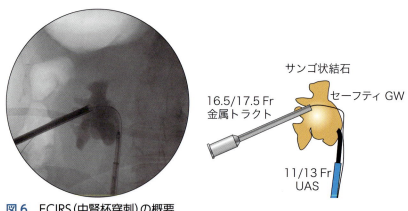

図6 ECIRS(中腎杯穿刺)の概要

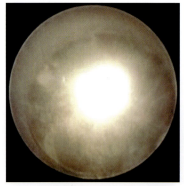

図7 腎盂鏡からの内視鏡画像
　　（尿管鏡と腎盂鏡との交通）

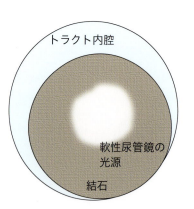

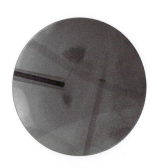
24 Frまで拡張されたトラクト

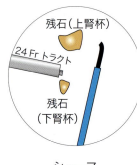
シェーマ

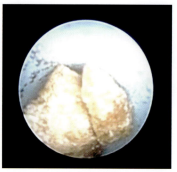
大きな砕石片

図8 トラクトからの抽石

●解説

　サンゴ状結石とは，1つ以上の腎杯と腎盂まで連続する腎結石のことと定義され，全腎盂腎杯の80％以上を占める場合は，完全サンゴ状結石と呼ばれている[1]．繰り返す尿路感染や血尿，疼痛の原因となる場合は積極的治療の適応となるが，無症状で経過観察した場合でも腎機能の低下をきたすことが報告されている[2]．しかし，複数回の治療を要する場合があったり，合併症の頻度も高いことから[3]，治療による長所・短所を患者に説明したうえで治療方針を立てることが必要である．

　サンゴ状結石の治療は1970年代に始められ，PCNLとSWLのsandwich therapy，開放術，複数トラクトを用いたPCNLなど多数報告されてきたが，本邦においてはECIRSを施行する施設が増えてきている．

1) 腎穿刺部位の選択

通常の PCNL と同様に，安全で効率のよい砕石や抽石を行うための穿刺部位を考える．つまり，結石の位置や，結石を含む腎杯の形態，周囲臓器との位置関係が重要である．加えて，ECIRS では腎盂鏡が到達できない腎杯結石に対しても，軟性尿管鏡でのアプローチができるため，軟性尿管鏡との連携を想定して，穿刺部位を決めるのがよいとされる．

サンゴ状結石は，結石サイズが大きいため，軟性尿管鏡と連携し砕石することや，逆行性灌流により抽石効率を上げること(washout mechanism)が必要となる．連携することを怠って，軟性尿管鏡で破砕しすぎてしまうと，砕石片が尿管へ下降し，尿管損傷や軟性尿管鏡の破損につながる(図9)．Case 15 の左腎結石に対しては，中腎杯から穿刺し，はじめに腎盂鏡と軟性尿管鏡が開通するように砕石を行った．早期に交通することで軟性尿管鏡の周囲に溜まる結石片が容易に抽石でき，腎盂内圧の軽減，抽石の効率化につながった．

このような理由から，筆者らは完全サンゴ状結石に対しては，上または中腎杯からの穿刺を選択することが多い．特に上腎杯からの穿刺は，多くの腎杯へのアクセスが容易になること，経皮トラクトと尿管が直線化することで，逆行性灌流による抽石効率の向上につながると考えられ，効果的である．しかし，胸郭に誤って穿刺することで血気胸のリスクが上昇する．特に，透視下穿刺では，第 12 肋骨上で 10％，第 11 肋骨上の穿刺で 25％のリスクがあるといわれている．超音波ガイド下で周囲臓器を認識することに加え，術前に肋骨・腸骨・脊柱起立筋をマーキングし，穿刺部位との関係を把握しておくことが重要である(➡ 82 頁，図 8-10 参照)．

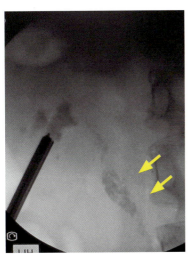

図9　砕石片の尿管への下降(矢印：尿管に下降した砕石片)

2) 結石の砕石・抽石

サンゴ状結石は，結石サイズが大きいことや結石を含む腎杯数が多いことが，単回での結石除去率を低下させる原因と考えられる[4]．前述したように，腎盂鏡と軟性尿管鏡が連携して砕石・抽石を行うことに加えて，術中にトラクトサイズを変更することも安全で効率的な砕石につながると考えている．複数トラクトや，二期的手術に切り替えるかは，手術時間を含めた術中の状況から臨機応変に対応する必要がある．

3) 本症例における省察

1　Case 14

1 本目の穿刺で下腎杯の最下端，もしくは上腎杯を選択し，経皮的操作でアクセスできない中腎杯の背側・腹側の腎杯内結石は軟性尿管鏡操作で対応することで，複数トラクトを回避できた可能性があった．複数トラクトは出

血のリスクを増加させることから，術前のCTと超音波検査により穿刺部位からの操作範囲のシミュレーションが必要である．しかしながら選択腎杯にトラクトが作成できないことも経験するため，複数の選択肢を準備することが手術を安全に行ううえで重要である．

2 Case 15

トラクト造設し，同時砕石にて腎盂鏡と軟性尿管鏡が開通したのち，24 Frまでトラクトを拡張させた．太いトラクトに変更したことで，大きな砕石片のまま抽石が可能となり，抽石効率が上昇した．しかし，太いトラクトは，細径トラクトと比較して，過度に腎盂鏡を操作することで，トラクト周囲の出血を助長する（図10）．そのため上腎杯，下腎杯の結石のみとなったところで，再度16.5/17.5 Frの金属シースに戻して治療を行った．今回は，細径トラクトですべての結石にアプローチできたため，単回で結石除去を得ることができた．しかし，もし細径トラクトを用いても結石へアプローチできない場合は，軟性尿管鏡を用いて結石を移動させること（pass the ball），2本目のトラクトを作成すること，二期的手術に移行するなどの必要があった．

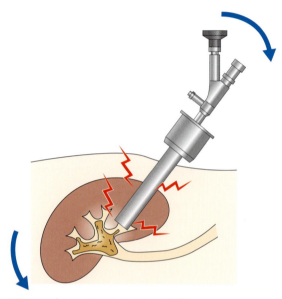

図10 太いトラクトによる腎損傷

［文献］

1) Di Silverio F, Gallucci M, Alpi G：Staghorn calculi of the kidney：classification and therapy. Br J Urol 65：449-452, 1990
2) Teichman JM, Long RD, Hulbert JC：Long-term renal fate and prognosis after staghorn calculus management. J Urol 153：1403-1407, 1995
3) Michel MS, Trojan L, Rassweiler JJ：Complications in percutaneous nephrolithotomy. Eur Urol 51：899-906; discussion 906, 2007
4) Qi S, Li L, Liu R, et al.：Impact of stone branch number on outcomes of percutaneous nephrolithotomy for treatment of staghorn calculi. J Endourol 28：152-157, 2014

索引

数字・欧文

数字

2 steps puncture　83

A・B

ante-URS (antegrade ureteroscopy；antegrade URS)　2, 30, 100, 104
Bモード　20
Barts修正Valdivia体位　75
basketing　69
blast path technique　50
blue spritz technique　140
Boari flap　113
bouquet of flowers　127

C

CAKUT　136
ClearPetra®　13

D

double ureteral stenting　115
dusting　16

E

ECIRS (endoscopic combined intrarenal surgery)　3, 4, 30, 34, 74
EHL (electrohydraulic lithotripsy)　13
electromagnetic navigation system　20
ESWL (extracorporeal shock wave lithotripsy)　2

F

Fiber Dust®　17
flank free position　75
flexible TUL　2
fragmenting　16, 68
fURS　2, 62, 66

H

HM-1 (Human Model 1号機)　5
HM-3 (Human Model 3号機)　5
Ho：YAGレーザー　13, 59
honeycomb pattern　127

I

IL (infundibular length)　45
IPA (infundibulo-pelvic angle)　45
IW (infundibular width)　45

L

Lichtleiter　5
LithoVue™　23
Long pulse mode　16

M

Mモード　20
medullary sponge kidney　127
Mertz maneuver　110
micro-PCNL　12
mini-PCNL　12
MOSES™ technology　17
MSD (mean stone density)　44

N

Nesbit法　130
non-touch technique　58

P

pass the ball　88, 158
PCNL　2, 4, 6, 30, 74
　──の歴史　4
peeling away technique　60
PNL (percutaneous nephrolithotomy)　2
pop-dusting　68
popcorning　69
positioning injury　77
prone position　74, 75, 77
psoas hitch　113
pulse duration　15
pulse length　15
pulse width　15

R

renal papillotomy　126
retained URS　71, 123
RIRS (retrograde intrarenal surgery)　2
rURS (rigid ureteroscopy)　2, 57
RVS (real-time virtual sonography)　20

S

safety distance　15
semi-rigid ureteroscope　21
SFR (stone free rate)　12
SHI (stone heterogeneity index)　44
Short pulse mode　16
silent obstruction　70
slow ramping法　51
SMART分類　100
SSD (skin to stone distance)　29, 44, 148
Steinstrasse　52
stone dancing　15
stone retropulsion　15
stone street　52, 126
supine position　74, 75, 78
Swiss LithoClast™ Trilogy　18
SWL (shock wave lithotripsy)　2, 5, 29, 40
　──の治療適応　43
　──の歴史　4

T

TAP　3
thermal effect　16
totally tubeless　89
transurethral lithotripsy　2
tubeless　89
TUL　2
TUL assisted PNL　3

U

UAS (ureteral access sheath)　9, 34
Ultra mini-PCNL　12

ureteral wall thickness　29, 46
URS　2, 5, 30, 54
　── の歴史　4
UWT　29, 46

V・W

VCSD (variation coefficient of stone density)　45
Wallace法　130
washout mechanism　157
Widebandドプラー（法）　20, 83
WLCS (well-leg compartment syndrome)　149

和文

あ

アコーディオン現象　71
アンプラッツダイレーター　12

い・う

医原性尿管狭窄症　112
移植腎に発生した尿管結石　121
ウロマット持続灌流システム　133

か

開脚腹臥位　74
回腸導管患者の上部尿路結石　129
ガイドラインに基づく治療戦略　28
ガイドワイヤー　81
海綿腎　127
　── における腎・尿管結石　125
　── の悪性サイクル　128
拡大腎盂切石術　94
下腎杯結石　141
画像診断　26
カップリング　50
合併症
　──, 砕石位に伴う　70
　──, 周術期　69, 89
カラーフロー　20
感染結石　33
感染を伴う腎結石　144
完全サンゴ状結石　156
灌流装置　11

き

気泡（化）　42, 51
キャビテーション　42, 51
急性腎盂腎炎　70
仰臥位　47, 74
強度設定　51
金属ダイレーター
　──, シングルステップ　12
　──, テレスコープ　12

く・け

空圧式結石破砕装置　18
経尿道的尿路結石除去術　2, 54
経皮的腎砕石術　74
経皮的尿路結石除去術　2
結石後方移動　15, 16
結石除去率　12
結石性腎盂腎炎　35, 126
結石の照準方法　49
結石破砕装置　13
　──, 空圧式　18

　──, 超音波　17

こ

抗菌薬使用方法, 術前の　35
高血圧　52
硬性腎盂鏡　24
　── の視野角　86
硬性尿管鏡　21
高度肥満　147
コンパートメント症候群　70
コンベックス　19

さ

細径腎瘻トラクトシース　24
砕石, 腎結石の　88
砕石位に伴う合併症　70
砕石片　68
サンゴ状結石　116, 151

し

シスチン結石の予防　134
自然排石　29
持続灌流装置　11
視野角, 硬性腎盂鏡の　86
周囲臓器損傷　91
周術期合併症　69, 89
修正Valdivia体位　74
出血, 周術期　90
術後疼痛　71
順行性尿管砕石術　104
準静的圧潰　42
衝撃波　40
　── の設定　51
衝撃波発生装置　40
小児腎結石　132
小児膀胱結石　132
上部尿路結石　6
　──, 回腸導管患者の　129
褥瘡　70
腎・尿管結石, 海綿腎における　125
腎・尿管切石術　93
腎盂腎杯憩室内結石　139
腎盂切石術　94
腎盂内圧上昇　34
シングルステップ金属ダイレーター
　　　　　　　　　　　　　12
シングルユース軟性尿管鏡　23, 142
神経障害　70
腎結石
　──, 感染を伴う　144
　──, 馬蹄腎に発生した　116
　── の砕石・抽石　86
腎切石術　94
人体用腎結石砕石装置　5

腎杯憩室内結石　137
腎杯穿刺　81
腎杯乳頭粘膜切開・開放術　126
腎被膜下血腫　51, 71
深部静脈血栓症　150
腎部分切除術　95
腎瘻拡張用デバイス　12
腎瘻カテーテルの留置　89
腎瘻造設　100
腎瘻トラクトシース　12, 24

す・せ

ステント関連症状　71
セーフティガイドワイヤー　9
石灰化，尿管ステントの　33
剪断力　42
先天性腎尿路異常　136

た

ダイオードレーザー　17
体外衝撃波結石破砕術　2, 40
ダイレーター
　——, アンプラッツ　12
　——, バルーン　12
　——, プラスチック　12
単純腎摘出術　95
探触子　19

ち

抽石，腎結石の　88
超音波結石破砕装置　17
超音波プローブ　19

つ・て

ツリウムファイバーレーザー　17
テレスコープ金属ダイレーター　12

と

疼痛コントロール　51
ドプラーモード　20
トラクトの拡張　85

な

内視鏡破損　91
軟性腎盂尿管鏡　62

　——の挿入　66
軟性尿管鏡　22
　——, シングルユース　23, 142
　——, リユーザブル　22, 35
　——の操作範囲　119
軟性尿管鏡観察下腎杯穿刺　84

に

二段階穿刺法　83
尿管アクセスシース　9, 34, 81
　——の挿入　65
尿管嵌頓結石　46, 98, 103
尿管鏡　21
尿管狭窄症　70, 111
　——, 医原性　112
尿管狭窄レーザー切開　114
尿管屈曲　107
尿管結石，移植腎に発生した　121
尿路結石除去術
　——, 経尿道的　2, 54
　——, 経皮的　2
尿管ステントの留置　62, 89
尿管切石術　93
尿管穿孔　70
尿管損傷　70
尿管断裂　70
尿管尿管吻合術　113
尿管膀胱新吻合術　113

は

敗血症　70
敗血症性ショック　32, 70, 90
排石促進療法　29
バスケット鉗子　10, 69
　——によるトラブル　72
発熱　32
馬蹄腎に発生した腎結石　116
バルーン拡張術　114
バルーンダイレーター　12
パルス周波数　15
パルス出力　15
パルス設定　51
パルスドプラーモード　20
パルス幅　15
パワーフロー　20

半硬性尿管鏡　21, 63
　——による治療　57

ひ

引き見　62
引張応力　42

ふ

腹臥位　47, 74
腹臥位用クッション　77
腹腔鏡下腎・尿管切石術　93
プラスチックダイレーター　12
プローブ　19
プロンビュー®　78

へ・ほ

変動係数　45
膀胱砕石術　133, 135
ポートシール　10
ポジショニング　47
ホプキンソン効果　42
ホルミウムヤグレーザー　13, 59

ま

マイクロコンベックス　19

ゆ・よ

有熱性尿路感染　90
溶解療法　29
抑制ベルト　47

り

リニア　19
リユーザブル軟性尿管鏡　22, 35
両支脚器　56
両側海綿腎　125

れ・ろ

レーザー結石破砕装置　13
レーザーセッティング，腎結石に対する　68
レーザー特性　15
レーザーファイバー　14, 67
レビテーター　56
ロボット支援下腎・尿管切石術　93